AF317164

MOYENS
DE
CONSERVER LA SANTÉ
AUX
EQUIPAGES
DES VAISSEAUX:
AVEC

La maniere de purifier l'air des Salles des Hôpitaux ;

Et une courte Description de l'Hôpital Saint Louis, à Paris.

Par M. DUHAMEL DU MONCEAU, *de l'Académie Royale des Sciences ; de la Société Royale de Londres ; des Académies de Palerme & de Besançon ; Honoraire de la Société d'Edimbourg & de l'Académie de Marine ; Inspecteur Général de la Marine.*

AVEC FIGURES.

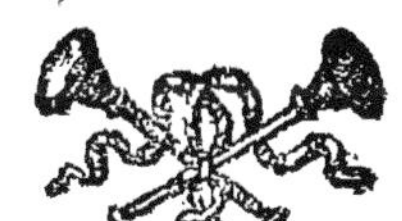

A PARIS,

Chez H. L. GUERIN & L. F. DELATOUR, rue S. Jacques, à S. Thomas d'Aquin.

M. DCC. LIX.

Avec Approbation & Privilege du Roi.

A M[r]***.

Officier de la Marine.

Vous exigez de moi, Monsieur, que je m'entre-tienne avec vous des causes qui altérent la santé des matelots pendant les longues campagnes, & des moyens qu'on pourroit employer pour conserver les équipages en bonne santé. Je vois clairement par votre lettre, que des sentiments d'humanité & des vues de citoyen vous font prêter une singuliere attention à la conservation d'une espece d'hommes qui eſt de la plus grande utilité pour l'Etat. En effet, le plus habile Navigateur reſteroit inutile, s'il manquoit de gens exercés & capables d'exécuter ſes ordres. Les vaiſſeaux ſont des chefs-d'œuvres de méchanique qui étonnent tout homme qui réfléchit ; mais ces admirables automates ſeroient des corps morts, s'ils n'étoient animés par les matelots. S'occuper (comme vous vous propoſez de le faire) de la conſervation de ces hommes précieux, c'eſt aſſurément remplir les devoirs de l'homme de bien qui secourt ses semblables, d'un zélé citoyen qui s'oc-cupe d'objets véritable-ment utiles, & d'un bon Officier qui fait son objet principal de tout ce qui peut contribuer à la gloire de l'Etat. Pour vous prou-ver, Monsieur, combien je suis sensible à des vues si louables, je ne me bornerai pas à vous indiquer les li-vres qui ont traité cette ma-tiere, je me propose encore de vous épargner le soin de les rassembler & la peine de les lire, en vous présentant un précis de ce qu'ils con-tiennent de plus immédia-tement applicable au servi-

ce des vaiſſeaux, & j'y ajouterai les réflexions que mes
propres expériences m'ont
fait naître.

Je vous préviens que j'ai
fait un grand uſage d'un
excellent Mémoire de M.
de Morogues un de vos ca-
marades : peut-être ignorez-
vous ce qui a engagé cet
Officier à compoſer un Mémoire ſur cette matiere : il
eſt bon de vous en inſtruire.

M. le Comte de Maure-
pas connoiſſant combien il
feroit avantageux de renouveller l'air dans les vaiſſeaux, & informé du bruit
que faiſoit en Angleterre
le ſoufflet de M. Hales, au-

quel on a donné le nom de
ventilateur, chargea plufieurs Officiers d'employer
cet inftrument fur leurs
vaiffeaux, & de faire toutes
les expériences convena-
bles pour conftater les effets qu'on en pouvoit at-
tendre. Je fus informé en
gros que les rapports é-
toient à l'avantage de ce
ventilateur ; mais de tous
les Mémoires qui furent
faits à ce fujet, il n'y eut
que celui de M. de Moro-
gues qui me parvint ; les
autres refterent dans les
Bureaux de la Marine. M.
le Comte de Maurepas,
ayant agréé que je commu-

niquasse le Mémoire de M.
de Morogues à l'Académie
des Sciences ; la Compa-
gnie fut tellement satisfai-
te de cet Ecrit, qu'elle
jugea à propos de le faire
imprimer dans le recueil
des Mémoires présentés à
la Compagnie par les Sa-
vants qui ne font pas de
son Corps : c'est ce qui a
sauvé ce Mémoire de l'ou-
bli où les autres font tom-
bés ; & c'est ce qui me met
présentement en état d'en
profiter , pour satisfaire à
ce que vous exigez de moi.
Vous reconnoîtrez aisé-
ment ce qui appartient à M.
de Morogues, par des guil-

lemets que j'ai eu l'attention de placer aux endroits
que j'ai extraits de fes Mémoires.

Vous pourrez remar-
quer, Monfieur, en lifant
le petit Ouvrage que j'ai
l'honneur de vous adreffer,
qu'il n'y eft queftion que
des précautions qu'on peut
prendre pour prévenir les
maladies, & nullement de
ce qui regarde leur cura-
tion. Outre que ce dernier
objet eft tout-à-fait étran-
ger à mon état, j'ai cru ne
devoir vous entretenir que
de la partie qui vous regarde directement. Je parle à
un Officier; & la curation

eſt du reſſort des Chirurgiens des vaiſſeaux, qui après
avoir conſulté les ouvrages
de MM. Pringle, Huxham
& Lind, recevront les au-
tres inſtructions dont ils
croiront avoir beſoin, des
habiles Médecins qui ſont
à la tête des Ecoles de la
Marine, & qui ſont auſſi
ſavants qu'ils ſont commu-
nicatifs. Je vous exhorte à
ne vous occuper que de la
partie qui vous regarde immédiatement, & je vous
préviens, qu'elle exigera
toute votre attention. Vous
aurez à combattre la pareſſe,
& cette indolence innée
dans les hommes de tous les

états ; & encore la routine & le préjugé , qu'on peut regarder comme les enfants de la paresse & de l'ignorance. Attendez - vous à voir traiter de superfluité les choses les plus importantes, & à trouver des obstacles de la part de ceux mêmes à qui vous conserverez les jours ou du moins la santé. Vous ne vous rebuterez cependant point : l'objet est trop intéressant ; & vous vous donnerez la peine d'imaginer des moyens de pratiquer ce que vous trouverez d'utile dans mes Mémoires. Si quelque chose ne réussit pas à votre gré, vous en tenterez une autre ; car avec le zele que je vous connois, il n'y a point à craindre que vous tombiez dans le découragement, ni que vous repreniez des pratiques de routine qui font reconnues vicieufes. Si à force de foins & d'attentions vous parvenez à bannir les maladies des vaiffeaux qui vous feront confiés, vous rendrez le fervice des Chirurgiens prefque nul : & fi vous parvenez à ramener en bonne fanté vos matelots ; eux, leurs femmes & leurs enfants feront autant de bouches qui vous combleront

de bénédictions, & qui pu-
blieront vos louanges le
reſte de leurs jours.

Si les Mémoires que j'ai
l'honneur de vous adreſſer
ne vous paroiſſent pas aſſez
profonds, j'eſpere du moins
que vous approuverez la
pureté de mes intentions,
& le deſir que j'ai de ſeconder les vôtres.

J'ai l'honneur, &c.

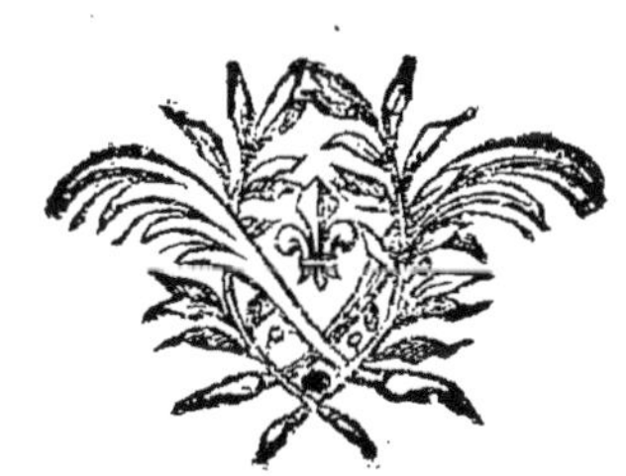

Extrait des Regiſtres de l'Académie Royale des Sciences.

Du 2 Août 1758.

MESSIEURS DELASÔNE, & BARON qui avoient été nommés pour examiner un ouvrage de M. DUHAMEL, *ſur les Moyens de conſerver la ſanté aux Equipages des Vaiſſeaux*, en ayant fait leur rapport, l'Académie a jugé cet Ouvrage digne de l'impreſſion : en foi de quoi j'ai ſigné le préſent Certificat. A Paris, le 3 Août 1758.

Signé, GRANDJEAN DE FOUCHY, *Sécr. perpétuel de l'Ac. Royale des Sciences.*

PRIVILEGE DU ROI.

LOUIS, par la grace de Dieu, Roi de France & de Navarre : A nos amés & féaux Conſeillers, les Gens tenans nos Cours de Parlement, Maîtres des Requêtes ordinaires de notre Hôtel, Grand-Conſeil, Prévôt de Paris, Baillifs, Sénéchaux, leurs Lieutenans Civils, & autres nos Juſticiers qu'il appartiendra, SALUT. Nos bien amés LES MEMBRES DE L'ACADEMIE ROYALE DES SCIENCES de notre bonne Ville de Paris, nous ont fait expoſer qu'ils auroient beſoin de nos Lettres de Privilége pour l'impreſſion de leurs Ouvrages : A CES CAUSES, voulant favorablement traiter les Expoſans, Nous leur avons permis & permettons par ces Préſentes de faire imprimer par tel Imprimeur qu'ils voudront choiſir, toutes les Recherches ou Obſervations journalieres, ou Relations annuelles de tout ce qui aura été fait dans les Aſſemblées de ladite Académie Royale des Sciences, les Ouvrages, Mé-

moires ou Traités de chacun des Particuliers qui la
compofent, & généralement tout ce que ladite Académie voudra faire paroître, après avoir fait examiner
lefdits Ouvrages, & jugé qu'ils font dignes de l'impreffion, en tels volumes, forme, marge, caracteres,
conjointement ou féparément, & autant de fois que
bon leur femblera, & de les faire vendre & débiter
par tout notre Royaume, pendant le tems de vingt
années confécutives, à compter du jour de la date des
Préfentes ; fans toutefois qu'à l'occafion des Ouvrages
ci-deffus fpécifiés il en puiffe être imprimé d'autres
qui ne foient pas de ladite Académie : Faifons dé-
fenfes à toutes fortes de perfonnes, de quelque qualité
& condition qu'elles foient, d'en introduire d'impreffion étrangere dans aucun lieu de notre obéiffance ;
comme auffi à tous Libraires & Imprimeurs d'imprimer ou faire imprimer, vendre, faire vendre & débiter lefdits Ouvrages, en tout ou en partie, & d'en
faire aucunes traductions ou extraits, fous quelque
prétexte que ce puiffe être, fans la permiffion expreffe
& par écrit defdits Expofans, ou de ceux qui auront
droit d'eux, à peine de confifcation des Exemplaires
contrefaits, de trois mille livres d'amende contre chacun des contrevenans ; dont un tiers à Nous, un tiers
à l'Hôtel-Dieu de Paris, & l'autre tiers auxdits Expofans, ou à celui qui aura droit d'eux, & de tous dé-
pens, dommages & intérêts ; à la charge que ces Préfentes feront enregiftrées tout au long fur le Regiftre
de la Communauté des Libraires & Imprimeurs de
Paris, dans trois mois de la date d'içelles ; que l'impreffion defdits Ouvrages fera faite dans notre Royaume,
& non ailleurs, en bon papier & beaux caracteres,
conformément aux Reglemens de la Librairie ; qu'a-
vant de les expofer en vente, les Manufcrits ou Impri-
més qui auront fervi de copie à l'impreffion defdits
Ouvrages feront remis ès mains de notre très-cher &
féal Chevalier le fieur Daguesseau, Chancelier de
France, Commandeur de nos Ordres ; & qu'il en
fera enfuite remis deux Exemplaires dans notre Biblio-
théque publique, un en celle de notre Château du
Louvre, & un en celle de notredit très-cher & féal
Chevalier le fieur Daguesseau, Chancelier de France, le tout à peine de nullité defdites Préfentes : du
contenu defquelles vous mandons & enjoignons de faire

Fautes à corriger.

Page   66 , lig. 1, ARTICLE VII : *lifez* , ARTICLE
VIII.
Page 101 , l. dern. eft (Fig. 3) : *lifez* , (Fig. 3) eft.
Page 105 l. 19 , parle : *lifez* , par le.
Page 145 , l. 16 , porte : *lifez* , portoit.
Page 174 , l. 3 & 4 , attaquées : *lifez* , attaqués.
Page 187 , l. 19 , grais : *lifez* , grès.

MOYENS

MOYENS

DE CONSERVER LA SANTÉ
AUX ÉQUIPAGES
DES VAISSEAUX.

QUOIQUE notre objet principal foit d'examiner les caufes prochaines des maladies qui attaquent fur mer les Equipages des Vaiffeaux, dans la vue d'effayer de les prévenir, il ne fera point hors de propos de parcourir les différentes circonftances qui peuvent occafionner fur terre des maladies contagieufes épidémiques. Cet examen pourra jetter quelque jour fur l'objet qui nous occupe particuliérement.

A

ARTICLE PREMIER.

Des lieux qui font naturellement fains, & de ceux dans lefquels on eft expofé à éprouver des maladies endémiques.

LES lieux élevés, expofés au vent, éloignés des eaux ftagnantes, font ordinairement fains, même dans des climats fort différents. Ce n'eft pas qu'il ne s'y montre quelquefois des bouffées de maladies qui deviennent épidémiques ; car on voit dans certains lieux heureufement fitués, paroître tout d'un coup des affections fcorbutiques, des dyfenteries fâcheufes ; au printemps, des maladies inflammatoires, fur-tout à la poitrine ; en automne, des fievres intermittentes, ou continues ou malignes ; & dans tou-

tes les saisons des petites véro-
les , des maladies vermineuses
& putrides ; en un mot, il n'y a
point de lieu qui soit entiérement à couvert des épidémies.
Mais ces accidents sont beaucoup plus rares dans les terreins élevés & exposés au vent,
que dans les situations mal saines dont nous allons parler :
l'épidémie n'y regne que peu de
temps, & les maladies cedent
mieux à l'effet des remedes.

En étudiant avec attention
les circonstances qui accompa-
gnent les bouffées d'épidémie
qui se montrent dans les lieux
heureusement situés , il se présente des observations qui en
rendent les causes très-difficiles
à découvrir. On apperçoit bien
en général que, quand les vents
de nord & la séchereffe ont ré-
gné long-temps , il survient des
maladies qui portent un carac-

tere d'inflammation , & que les
temps fort humides font fuivis
de maladies putrides ; mais on
voit des maladies putrides &
vermineufes dans des années
qui n'ont point été trop humides , & où il n'y a point eu de
fruits ; des diarrhées & des dyfenteries , lorfque les aliments
ordinaires font abondants & de
bonne qualité ; des fievres malignes & contagieufes qui fe
concentrent dans un village fans
s'étendre dans les villages voi-
fins , quoique , relativement à
l'air & aux aliments , ils fem-
blent être dans les mêmes circonftances que ceux qui font
attaqués de ces terribles maladies. Il y a encore une obfervation finguliere : c'eft que les fievres intermittentes d'automne
ont été plufieurs années fans fe
montrer , & qu'elles ont été
remplacées par des fievres con-

tinues , ardentes , & souvent
malignes.

Néanmoins je crois, comme
je viens de le dire, avoir obser-
vé , ainsi que M. Muffchem-
broeck, qu'il paroît beaucoup
de fievres inflammatoires quand
le vent du nord a regné pendant
plusieurs mois ; & que les fievres putrides paroiffent après les
grandes humidités : j'infifte fur
cette obfervation, parce qu'elle
peut jetter quelque jour fur ce
que nous allons dire des pofi-
tions mal faines.

Si dans les lieux fecs & expofés au vent on eft quelquefois
affligé de maladies épidémiques,
les endroits environnés de marais , d'eaux ftagnantes & crou-
piffantes , & abrités du vent ,
font tout autrement fujets à des
épidémies rebelles qui reparoif-
fent prefque tous les ans dans la
même faifon. On pourroit citer

A iij

beaucoup d'endroits qui font dans ce cas ; & pour prouver que les maladies qui y regnent dépendent des circonſtances que je viens de rapporter, il ſuffit de faire remarquer qu'on ſe porte très-bien dans ces lieux reconnus pour mal ſains, pendant tout le printemps & une partie de l'été, ſur-tout quand il tombe de temps en temps des pluies qui retardent le defféchement des marais ; mais auſſi-tôt que les vaſes ceſſent d'être couvertes d'eau, ou, lorſque par des chaleurs continues, les eaux ſtagnantes ont eu le temps de ſe corrompre & de s'évaporer, on voit ſur le champ paroître quantité de fievres intermittentes, rémittentes, continues, putrides, malignes : les unes ou les autres ſont tellement opiniâtres, qu'elles ne ceſſent que quand les pluies d'automne ont hu-

meâé les vafes , & fur-tout,
quand les gelées ont arrêté les
exhalaifons mal-faifantes. Au
contraire , fi l'on excite ces exhalaifons en remuant les vafes ,
par exemple , lorfqu'on creufe
des canaux dans certains lieux
marécageux , on voit alors paroître les maladies de l'efpece
que nous venons de détailler ;
mais comme, en hyver, les eaux
ftagnantes font fréquemment ra-
fraîchies par les pluies & la chû-
te des neiges , & comme l'évaporation eft alors prefque nulle,
on fe porte auffi bien pendant
cette faifon dans les terreins bas
& environnés de vafes , que
dans les lieux fecs & élevés.

Autre preuve du mauvais effet des exhalaifons qui s'élevent
des terreins marécageux & des
eaux ftagnantes : on connoît des
lieux dont l'air eft très-falutaire,
quoique peu éloignés de ceux

qui font mal-fains , par la raifon que ces lieux ne font point en-tourés de marais ; de forte que les malades qui s'y tranfportent y recouvrent la fanté en très-peu de temps. On a auffi re-marqué que le féjour de quel-ques villes , où il régnoit autre-fois des maladies endémiques , eft devenu fain depuis qu'on eft parvenu à rafraîchir les vafes qui les environnoient , au moyen de l'eau de la mer. Mais ce qui paroîtra fingulier, c'eft que ceux qui ont quelque affection fcor-butique font plus incommodés de cette maladie dans ces lieux marécageux , quoiqu'affez éloi-gnés de la mer , qu'à S. Malo , ville fituée au milieu d'eaux falées. Eloignons-nous encore plus de la mer , pour faire voir que les eaux douces ftagnantes occafionnent autant de maladies que les eaux falées ou faumâtres.

Les habitants de la Sologne, Province qui eſt remplie d'étangs & d'eaux ſtagnantes, ſont preſque tous les automnes attaqués de fievres épidémiques. Le Docteur Pringle, ſavant Médecin Anglois, remarque très-judicieuſement que la partie haute de la Flandre eſt très-ſaine, pendant que la partie baſſe du côté de Furnes & de Sluys, où il y a beaucoup de marais, eſt ſujette à de fréquentes épidémies. On pourroit joindre à ces exemples une grande partie des Provinces-unies, le Brabant-Hollandois, la Zélande ; & on peut remarquer (ajoute ce même Docteur qui a examiné attentivement ces différentes poſitions) que tous les lieux humides ſont malſains ; mais qu'ils le ſont encore davantage quand le terrein en eſt vaſeux, & qu'il eſt à couvert du vent, que dans les endroits dé

couverts , & où la superficie de
la terre étant seche, l'eau ne se
rencontre qu'à quelques pieds
de profondeur. De plus , il ne
faut pas croire que ce soit le voi-
sinage des eaux qui rende ces
pays mal-sains : la ville de Lyon ,
qui est située entre le Rhône &
la Saone, n'est point mal-saine ,
quoiqu'elle soit extrêmement
peuplée , qu'elle renferme un
nombre prodigieux d'ouvriers ,
la plupart dans la misere , &
qu'elle soit environnée de hau-
tes montagnes. Voilà qui regarde les eaux , douces. A l'égard
de l'eau de la mer , nous cite-
rons encore la ville de S. Malo ,
située sur un rocher , environnée de toutes parts de l'eau de
la mer , & qu'on peut comparer
à un vaisseau échoué : cette ville, qu'on peut assurément regarder comme maritime, s'il en fut
une , n'est sujette à aucune épi-

démie, pas même au scorbut.
Il est vrai, qu'isolée de toutes
parts, elle est fort exposée au
vent, & que les marées qui s'é-
levent à plus de cinquante pieds
de hauteur, remplissent tous les
crics où l'eau pourroit demeurer
stagnante & se corrompre : il est
vrai encore que la mer, au lieu
de découvrir des vases, n'y laisse appercevoir en se retirant,
qu'un sable pur. Mais le Mont
S. Michel, dont le séjour est fort
sain, prouve que les vases n'oc-
casionnent point de maladies
quand elles sont fréquemment
baignées de l'eau de la mer.

» Peut-être, dit M. de Moro-
» gues dans son mémoire*, que
» l'air qui couvre la surface de
» la mer est le plus naturel & le
» plus sain qu'on puisse respirer.
» Il est d'expérience que les

* Ce Mémoire est imprimé dans le premier volume des Mémoires présentés à l'Acad. des Sc. par
les Savants étrangers.

» évaporations fulphureufes &
» minérales , qui font nuifibles
» à la fanté , s'abforbent dans
» l'eau : l'air de la mer doit donc
» être , plus qu'aucun autre ,
» exempt de parties hétéroge-
» nes ; s'il eft mêlé de quelque
» chofe, ce ne peut être que
» d'une vapeur aqueufe , légere,
» infipide & dégagée de fel , &
» c'eft prefque la feule qui puiffe
» s'élever de fon fein ; car les
» fels qui font mêlés avec l'eau
» de la mer font tellement fixes,
» qu'ils ne peuvent même être
» élevés par la chaleur de l'eau
» bouillante ; & fi les naviga-
» teurs fentent quelquefois fur
» leurs levres un goût de fel ma-
» rin, il ne faut pas l'attribuer à
» la falûre de l'air qu'ils refpi-
» rent , mais à des particules
» d'eau que le vent éleve quand
» il a beaucoup de force. L'eau
» des pluies n'eft point falée ;

» néanmoins la plus grande par-
» tie des nuages font formés
» d'une immenfe quantité d'ex-
» halaifons qui s'élevent de la
» mer ».

Il eft certain que l'eau de la mer contient quelque chofe de bitumineux, & que ce bitume peut s'élever avec les vapeurs ; mais l'obfervation que nous avons faite fur S. Malo prouve que ces exhalaifons ne font point mal-faines.

Concluons des obfervations que nous venons de rapporter : 1°, Que les lieux élevés & ex-pofés au vent font, générale-ment parlant, fort fains. 2°, Que ceux qui font fitués auprès des eaux vives, douces ou falées, ne font point expofés aux épi-démies qui font l'objet de notre attention. 3°, Que ce n'eft pas à l'eau de la mer, qui environne les vaiffeaux, qu'on peut prin-

cipalement attribuer les maladies qui affectent les équipages.
4°, Que ces maladies ne doivent point être encore imputées
aux exhalaifons qui s'élevent des
terres marécageufes & des eaux
ftagnantes, puifque les vaiffeaux
font toujours environnés d'une
eau très-vive. 5°, On ne peut
pas non plus s'en prendre à la
corruption d'un air qui ne feroit
point agité, puifque, pour l'ordinaire, il fait beaucoup de vent
à la mer, & que rien n'empêche
un vaiffeau d'en recevoir l'impreffion.

Avant d'examiner quelles font
les caufes des maladies épidémiques qui affligent les équipages, il eft à propos de tirer, des
obfervations que nous venons
de rapporter, trois conféquen-
ces qui feront utiles aux marins.

1°. Ils doivent être très-per-
fuadés qu'ils font moins expofés

aux épidémies , étant à la mer , que lorſqu'ils ſont mouillés dans des rades , ſur-tout dans celles qui ſe trouvent environnées de vaſes , de marais , & abritées du vent : ainſi quand les vaiſ-ſeaux ſeront obligés de reſter long-temps mouillés , on doit éviter, autant qu'il ſera poſſible, de remonter dans les rivieres , de s'approcher de terre , & de ſe mettre à couvert du vent : nous en parlerons encore dans la ſuite.

2°. Quand on ſera obligé de deſcendre à terre , pour rétablir la ſanté d'un équipage, ou pour y former un hôpital , il convient de ſe porter ſur les lieux élevés , expoſés au vent, & éloignés des terreins marécageux. Ceci eſt prouvé par une expérience ſouvent répétée ; c'eſt qu'à S. Do-mingue , où l'air eſt funeſte aux Européens , on eſt beaucoup moins expofé à être malade, quand on peut habiter les lieux élevés, que quand on eft dans les vallées.

3°. Quand on envoye à terre une partie de l'équipage pour faire de l'eau ou du bois, il faut, autant qu'il eft poffible, les faire revenir coucher à bord, & fi cela ne fe peut pas, leur recommander de paffer la nuit dans des lieux découverts, élevés & fecs, & de coucher fous de bonnes tentes. Ces précautions font très-importantes; car une maladie prife à terre, peut porter la contagion dans le vaiffeau : je reviens à mon objet principal.

ARTICLE

ARTICLE II.

Des causes de maladies particu-
lieres aux vaisseaux.

» POURQUOI les équipages
» qui traversent un vaste es-
» pace , d'un air aussi pur que
» nous l'avons dit, sont-ils su-
» jets à tant de maladies ? C'est
» que les vaisseaux ont , pour
» ainsi dire , leur atmosphere
» particuliere, & qu'ils portent
» dans eux le principe de la cor-
» ruption de l'air que les équi-
» pages sont obligés de respirer».

Je vais d'abord faire connoître combien l'air que les animaux respirent, influe sur leur
santé ; je prouverai ensuite qu'il
y a dans les vaisseaux quantité de
causes qui contribuent à l'altération de l'air qui y est renfermé.

B

ARTICLE III.

Que les différentes qualités de l'air qu'on respire influent beaucoup sur la santé des animaux.

» QUOIQU'ON ne sache pas
» encore bien précisément com-
» ment l'air qu'on respire agit
» sur le sang qui passe dans
» les poumons, on peut dire en
» général, que l'air est en quel-
» que façon notre principale
» nourriture, & que c'est la seu-
» le dont tout ce qui vit ne puisse
» être entiérement privé ».

L'expérience journaliere nous fait reconnoître combien l'air influe puissamment sur la santé. On sait que le sang qui entre dans les poumons est noir & épais, au lieu que celui qui en sort est vermeil, fluide & écumeux : on sait que la respiration n'eſt pas ſeulement néceſſaire pour faciliter la circulation du ſang, mais encore, parce que de quelque façon que l'air agiſſe ſur le ſang, il lui imprime une qualité eſſentielle, ſans laquelle cette liqueur s'épaiſſiroit , & peut-être ſe corromproit en peu de temps. On peut conclure de-là que l'air qui peut ſe charger de quantité d'exhalaiſons, doit être plus ou moins propre à procurer au ſang la réparation qu'il acquiert dans les poumons, & qu'il peut, par le mélange de matieres étrangeres , ou par des altérations particulieres , devenir très-nuiſible à la ſanté. Pluſieurs expériences le prouvent d'une maniere inconteſtable. On ſait qu'on peut exciter la ſalivation en faiſant reſpirer , pendant quelques minutes , une fumée mercurielle à ceux qui ont beſoin de ce ſecours. L'effet des

B ij

vapeurs métalliques se fait appercevoir par les maux qu'elles
causent à ceux qui travaillent le
plomb, le cuivre, le mercure,
l'arsenic, &c. Si l'on dit que
les accidents auxquels font sujets ceux qui travaillent ces métaux, dépendent bien moins des
molécules minérales, qui paf-
sent avec l'air dans les poumons,
que des molécules qui, se mêlant à la salive, passent dans l'es-
tomac & les intestins ; je répon-
drai qu'il est indifférent par
quelles voies ces substances produisent les maladies ; il suffit
qu'elles en produisent, pour être
autorisé à dire que les vapeurs
répandues dans l'air peuvent
en occasionner. On peut donner
la petite vérole en faisant respirer par le nez la même poudre
qu'on introduit dans le sang par
l'inoculation ordinaire. Que le
pus variolique produise son ef-

fet en paffant dans les poumons,
ou en agiffant immédiatement
fur la membrane pituitaire, cela eft fort indifférent. Ceux qui
pilent les cantharides , ainfi que
ceux auxquels on applique des
emplâtres chargées de cette poudre, reffentent des ardeurs d'u-
rine : les urines de ceux qui travaillent la térébenthine répandent une odeur de violette. Je
fais que le fel des cantharides &
l'efprit de térébenthine peuvent
paffer dans le fang immédiatement par les pores de la peau ;
mais de quelque façon que ces
matieres s'y infinuent, elles pro-
duifent des effets fenfibles, d'où
l'on peut conclure , que les vapeurs qui nagent dans l'air, peuvent produire des effets falutaires ou nuifibles.

On eft promptement fuffoqué
par les vapeurs fulphureufes qui
fe mêlent avec l'air , foit qu'el-

les foient un produit de la fermentation , comme quand le
vin , le cidre , la bierre bouil-
lent , foit que ces vapeurs foient
dégagées par le feu , comme
quand on allume le foufre ou le
charbon de bois. On a vu ci-
deffus quelles font les fâcheufes
fuites des exhalaifons qui s'élevent des marécages ; néanmoins
les matieres , mêlées avec l'air ,
ne font pas toujours contraires
à la fanté , puifque les Médecins
confeillent fouvent les fumées
aromatiques pour les maux de
poitrine , les douleurs de nerfs ,
&c, & que les fumigations font
généralement employées pour
définfecter les lieux attaqués de
la contagion.

Après avoir fuffifamment prouvé que les différentes qualités
de l'air qu'on refpire , ou dont
on eft environné , influent beaucoup fur la fanté des animaux ,

nous allons prouver, qu'il y a
dans les vaisseaux plusieurs causes qui concourent à altérer l'air
qui y est renfermé.

ARTICLE IV.

*Des causes qui peuvent altérer
l'air des vaisseaux.*

» On peut dire en général
» que l'air ne reste pas tou-
» jours dans le même état.
» Semblable à une liqueur
» qui peut diversement se co-
» lorer, en recevant dans ses
» pores des parties étrangeres,
» l'air acquiert différentes qua-
» lités par les vapeurs qui se mê-
» lent avec lui : ainsi, comme
» on l'a vu plus haut, il est dans
» certains lieux pénétré des ex-
» halaisons que fournissent les
» terreins gras & marécageux;
» ailleurs il se charge de parties

» fulphureufes minérales , & de
» fels volatils ; dans les bois,
» & dans les champs couverts
» de verdure ou de fleurs, il eft
» imprégné de la tranfpiration ,
» ainfi que de l'efprit volatil &
» aromatique de ces plantes ;
» dans les villes , la tranfpira-
» tion abondante de ceux qui y
» habitent , celle des animaux,
» la fumée, l'évaporation des
» ruiffeaux , des boues & des
» égouts, fe répandent dans l'air,
» & l'infecteroient peut-être en
» peu de temps fi le vent ne
» le renouvelloit par celui de la
» campagne ».

A ces caufes de l'altération de l'air , il s'en joint quantité d'autres dans les hôpitaux. La refpiration d'un nombre d'hommes plus ou moins malades, mais tous mal-fains ; leur tranfpiration qui , dans plufieurs maladies , eft très-abondante & toujours

jours infecte ; les crachats pu-
rulents, les excréments, le pus
qui s'échappe des plaies, les emplâtres, les médicaments, les
aliments même, font autant de
caufes de la corruption de l'air,
fur-tout dans des endroits prefque toujours trop refferrés, &
où il eft impoffible d'entretenir
une grande propreté. De cette
infection de l'air, il fuit que certaines maladies attaquent infailliblement ceux qui, pour fecou-
rir les malades, s'expofent continuellement à refpirer un air
femblable. De-là vient que certaines opérations, quoique faites par des Chirurgiens habiles
& fort adroits, ne réuffiffent
prefque jamais. Mais ces réflexions font étrangeres à notre
objet ; & comme M. de Morogues a étudié avec attention les
caufes de l'altération de l'air
dans les vaiffeaux, & les moyens

d'y remédier, nous ne pouvons rien faire de mieux que de rapporter ſes propres paroles.

» Pendant le cours d'une cam-
» pagne qu'il fit en 1745 , il
» compara deux thermometres
» égaux , l'un placé dans la cale
» aux vivres , & l'autre dans la
» grande chambre d'une frégate
» de trente canons , comme
» étant les deux endroits du vaiſ-
» ſeau où l'air differe le plus
» ſenſiblement : le premier, par
» la qualité & la quantité des vi-
» vres qui s'échauffent dans cet-
» te cale , par la tranſpiration
» des gens qui y habitent conti-
» nuellement , enfin par la lu-
» miere d'une lampe qu'on y
» entretient ; le ſecond , parce
» qu'il tenoit les fenêtres de la
» grande chambre preſque tou-
» jours ouvertes, & que perſon-
» ne n'y couchoit. En ſuivant
» exactement les degrés des

(27)

» deux thermometres, il a tou-
» jours remarqué que l'air de la
» cale, lorſque l'écoutille* eſt fer-
» mée pendant quelque temps,
» étoit plus chaud que celui de
» la grande chambre, & que
» lorſque l'écoutille étoit ou-
» verte, la cale ſuivoit à peu
» près la température de l'air
» extérieur. Les deux thermo-
» metres, dans ce dernier cas,
» montoient ou baiſſoient preſ-
» que en même temps, avec
» cette différence cependant,
» que les variations du thermo-
» metre de la cale étoient tou-
» jours entre les deux extrêmes
» de la variation du thermome-
» tre de la chambre; c'eſt-à-dire,
» que l'air de l'atmoſphere de-
» venant plus frais, le thermo-
» metre de la cale, l'écoutille
» ouverte, baiſſoit au deſſous

* *Ecoutille :* on appelle ainſi les trappes pratiquées ſur les ponts, pour communiquer dans l'intérieur d'un Vaiſſeau.

C ij

» du degré d'élévation où il avoit
» été, l'écoutille fermée, & que
» celui de la chambre baissoit
» encore plus. Il remarqua en-
» core que, l'air extérieur s'é-
» chauffant, le thermometre de
» la cale, l'écoutille ouverte,
» ne montoit pas tant que celui
» de la chambre ; de sorte qu'il
» y avoit entre les deux thermo-
» metres un degré au moins de
» différence , & quelquefois
» deux ou trois. Ces expérien-
» ces ont été faites aux côtes de
» France, dans le mois de Fé-
» vrier, & au mois de Juin, dans
» un climat, où pendant une sai-
» son moins tempérée, les va-
» riations auroient été plus gran-
» des.

» Il faut remarquer que l'air
» de la cale paroît plus chaud
» qu'il n'est réellement ; car lors-
» qu'on descend dans une cale,
» principalement dans celle des

» vivres, on fent toujours une
» vapeur chaude & de mauvaife
» odeur, capable de faire tom-
» ber en foibleffe une perfonne
» délicate qui n'y feroit point
» accoutumée. Il femble, à ju-
» ger par le feu qui monte alors
» au vifage, & par le mal de tête
» dont on fe trouve fubitement
» faifi, que ce mauvais air foit
» beaucoup plus chaud que l'air
» extérieur ; mais c'eft un fenti-
» ment trompeur , comme le
» thermometre le fait connoître;
» car fi, dans le temps de l'ex-
» périence, l'air eft dans un de-
» gré moyen de chaleur , on
» fent plus de chaleur dans la
» cale qu'au haut du vaiffeau ,
» quoique le thermometre de la
» cale foit à un degré plus bas
» que celui de la chambre. Cet-
» te erreur de fenfation vient
» premiérement, de ce que l'air
» des cales étant fort chargé

» de vapeurs & circulant très-
» peu, forme une espece d'at-
» mofphere épaiſſe, qui enve-
» loppe les perſonnes qui ſont
» dans la cale, & ne permet pas
» au tourbillon de leur propre
» tranſpiration, de ſe diſſiper &
» de ſe perdre dans l'air : or
» comme la tranſpiration eſt
» elle-même plus chaude que ne
» l'eſt l'air extérieur, il arrive
» que les perſonnes qui en ſont
» enveloppées en reſſentent la
» chaleur. Cet effet ne s'apper-
» çoit point en plein air, parce
» que ſon agitation continuelle
» diſſipe ce tourbillon, auquel
» ſuccede un air nouveau qui
» imprime un ſentiment de fraî-
» cheur. Cette perpétuité de la
» même atmofphere fait en par-
» tie que les plongeurs, qui ſont
» renfermés dans des cloches,
» ſont bientôt pris d'une ſueur
» incommode, quoiqu'ils ſoient

» dans un lieu rafraîchi par une
» maſſe d'eau qui eſt plus fraîche
» dans l'été que l'air extérieur.

   » Quant à la ſenſation de fa-
» deur, qui répugne & fait tom-
» ber en foibleſſe les perſonnes
» délicates, elle dépend de la
» qualité particuliere de l'air de
» la cale. En effet, on remar-
» que ici à peu près les mêmes
» phénomènes que dans les mi-
» nes naturellement chargées
» de vapeurs ſouterreines. Le
» thermometre, qui s'y entre-
» tient à un degré plus bas que
» celui de l'air extérieur, en dé-
» montre, comme on l'a dit, la
» différence réelle ; & la flam-
» me d'une bougie, qui paroît
» ſenſiblement avoir moins de
» vivacité dans les cales, ainſi
» que dans les mines, fait con-
» noître, par la foibleſſe de ſa va-
» cillation & de ſa lumiere, de
» même que par ſon peu d'in-

C.iv

» tenfité , que l'air de la cale a
» perdu une partie de fon reffort.
» On fait qu'une lumiere s'éteint
» dans les endroits remplis de
» matiere fulphureufe, & même
» fous une cloche , toutes les
» fois que l'air qui y eft renfer-
» mé fe trouve privé de fon élaf-
» ticité , ou qu'il s'en eft abfor-
» bé une partie par le mélange
» des parties graffes & groffieres
» qui fe font élevées dans l'in-
» flammation » .

Ces effets font très - fenfibles
dans les celiers où il y a du vin
en fermentation , dans certaines
latrines , dans des mines où les
lumieres s'éteignent & où les
ouvriers font fuffoqués en un
inftant ; on peut encore s'en af-
fûrer par des expériences aifées
à exécuter. Si l'on brûle une petite quantité de foufre , ou du
charbon de bois , dans un endroit exactement fermé , on ver-

ra les lumieres n'y brûler que foiblement , & elles ne tarderont pas à s'éteindre entiérement. Nous avons renfermé dans un grand ballon de verre une petite bougie : au bout de quelques minutes , lorſqu'elle étoit prête à s'éteindre , elle ſe rallumoit toutes les fois qu'avec un ſoufflet on introduiſoit de nouvel air dans le ballon ; & cela ſubſiſta tant que nous pûmes forcer, au moyen du ſoufflet , de nouvel air à entrer dans le ballon , en comprimant beaucoup celui qui y étoit renfermé. On fera bien de conſulter , ſur cette altération de l'air , les expériences de M. Hales , rapportées dans ſon Traité de l'analyſe de l'air.

Une bougie , une chandelle , ſont donc des inſtruments bien ſimples & bien commodes pour juger ſi l'air eſt dans un état con-

venable à la respiration des animaux. Il faut se garder de respirer tout air dans lequel la lumiere peut s'éteindre ; on seroit étouffé sur le champ : &
plus la vivacité de la lumiere
sera diminuée, moins l'air sera
sain : on peut donc, par ce
moyen, juger de l'état de l'air
convenable à la respiration, en
plaçant deux bougies allumées
de même longueur, de même
grosseur, & qui ayent des mê-
ches pareilles, l'une dans un
lieu où l'on est certain que l'air
est sain, & l'autre dans le lieu
où existe un air de la qualité duquel on veut s'assurer : il faut
avoir grande attention que les
flammes des deux bougies n'y
soient point agitées par le vent.
Si la bougie qui sera dans l'endroit dont on veut éprouver
l'air, dure plus long-temps que
l'autre, on sera assuré que l'air

y eſt plus mal-ſain , & d'autant
plus contraire à la ſanté , que
cette bougie durera plus long-
temps que l'autre. Ainſi en pre-
nant toutes les précautions dont
j'ai parlé , & apportant une grande attention à ce que les bougies ſoient faites d'une même
cire , à ce que la chaleur ſoit à
peu près pareille dans les deux
endroits , on aura une meſure
aſſez exacte de la différente qualité de l'air qu'on reſpirera dans
ces lieux différents.

» L'air des cales a peu de cir-
» culation , & il eſt fort chargé
» de vapeurs ; par cette raiſon ,
» il eſt très-contraire à la ſanté
» des équipages. Nous éprou-
» vons que l'air , pour être pro-
» pre à la reſpiration , doit être
» dans un degré moyen de con-
» denſation , frais & en mouve-
» ment ; & nous ſavons par ex-
» périence , qu'un air chargé de

» vapeurs groſſieres devient nui-
» ſible à la ſanté des animaux.
» Les ſeules exhalaiſons , qui
» s'échappent du corps d'un ani-
» mal , ſont capables d'infecter
» l'air & de faire périr celui qui
» le reſpire » . Un plongeur renfermé dans une cloche qui le
garantit de l'eau , quoique dans
un air tempéré , eſt obligé ,
après un temps aſſez court , de
prendre de grandes & fréquentes reſpirations : quoiqu'il ſoit
dans un lieu frais , il entre en
ſueur , & bientôt il ſeroit ſuffo-
qué , ſi on ne le mettoit à portée
de reſpirer un air nouveau. » On
» a éprouvé qu'un oiſeau ren-
» fermé ſous une cloche , dont
» cependant on n'a pas pompé
» l'air , s'agite bientôt après &
» devient inquiet ; qu'au bout
» d'une heure & demie , il pa-
» roît malade , qu'il vomit , &
» qu'au bout de deux heures , il

» eſt près d'expirer » . Cette expérience eſt de M. Hales.

Pluſieurs choſes contribuent
à altérer cet air qui ne peut ſe
renouveller : la tranſpiration inſenſible de l'animal altére l'air
avec lequel elle ſe mêle. Il y a
plus ; il eſt prouvé par des expériences , que l'air qui a été
reſpiré une fois , n'eſt plus propre à communiquer au ſang la
réparation qu'il doit recevoir
dans les poumons. Le Docteur
Hales s'eſt aſſuré de ce fait , en
reſpirant pluſieurs fois de l'air
contenu dans une veſſie. Mais
on peut, par pluſieurs moyens,
précipiter l'altération de cet air:
en mettant une bougie allumée
ſous la cloche où l'on a renfermé un oiſeau , il périt alors en
très-peu de temps ; & la vapeur
du ſoufre brulant le ſuffoque ſur
le champ.

» Ces expériences , faciles à

» exécuter , font juger de la
» mauvaife qualité de l'air de
» l'entrepont & des cales des
» vaiffeaux. Les vivres s'y
» échauffent, & par une fermen-
» tation très-fenfible , ils répan-
» dent une exhalaifon dange-
» reufe : d'un autre côté, les bef-
» tiaux, placés dans l'entrepont,
» contribuent à altérer l'air par
» leur fumier , par la mauvaife
» odeur de leur laine graffe, par
» leur tranfpiration & leur ref-
» piration ».

Il eft cependant vrai que dans
les campagnes, les payfans qui
logent dans les étables ne paroiffent pas affectés de maladies
particulieres ; mais par leur façon de vivre, ils refpirent très-
fouvent un autre air que celui-
là. Nous n'attribuons aux beftiaux qu'une partie de l'altération de l'air de l'entrepont;
car bien d'autres caufes concou-

rent avec celle-là. » La malpro-
» preté , & le grand nombre de
» gens qui couchent dans ce mê-
» me entrepont avec leurs ha-
» bits , souvent pénétrés d'hu-
» midité ou de sueur , font des
» causes encore plus réelles de
» la corruption de l'air. On s'en
» apperçoit bien sensiblement ,
» quand on descend pendant la
» nuit dans l'entrepont , ou lors-
» qu'on passe seulement auprès
» d'une écoutille ouverte. Quoi-
» que la sensation désagréable
» & suffoquante, qu'on éprouve
» dans ce moment, suffise sans
» doute pour faire appercevoir
» qu'il est arrivé à l'air de l'en-
» trepont un changement consi-
» dérable , il n'est pas hors de
» propos d'entrer dans un dé-
» tail sur les autres causes qui
» concourent à altérer cet air.

» Il se mêle dans l'air des
» vaisseaux une vapeur très-per-

» nicieufe , dont on n'a pas en-
» core parlé , c'eft celle qui s'é-
» leve de l'eau qui fe corrompt,
» & qui croupit en féjournant
» dans le fond des vaiffeaux ».

L'eau de la mer ne contient pas affez de fel pour empêcher qu'elle ne fe corrompe, & au contraire fon bitume, qui s'ex-halte par la fermentation, augmente fon infection. » Le port de
» Rochefort en a vu un exemple
» très-remarquable , dont il eft
» fait mention dans les obferva-
» tions anatomiques de l'hiftoire
» de l'Académie Royale des
» Sciences, année 1745. Un ma-
» telot tomba mort en débon-
» donnant une futaille d'eau de
» mer au défarmement de la
» flûte du Roi le Chameau; fix
» de fes camarades , qui étoient
» à quelque diftance de lui, fu-
» rent renverfés , agités de vio-
» lentes convulfions , & perdi-
» rent

» rent connoiſſance : le Chirur-
» gien-major du vaiſſeau , qui
» étoit accouru pour les ſecou-
» rir , éprouva les mêmes acci-
» dents : le mort rendoit le ſang
» par la bouche, le nez , les
» oreilles : ſon cadavre, noir &
» enflé , fut ſi promptement cor-
» rompu qu'on n'en put faire
» l'ouverture » .

Voilà les mêmes accidents
qui arrivent à l'ouverture des latrines : on a vu pluſieurs fois que
les vapeurs infectes qui en ſor-
tent ſuffoquoient les ouvriers ,
& même s'enflammoient à l'approche d'une lumiere.

» La corruption de l'eau de la
» ſentine * n'eſt pas portée à un
» auſſi haut point ; mais elle ſe
» manifeſte par l'odeur infecte
» qui ſe répand quand on fait
» jouer la pompe, par la couleur

* La *Sentine* eſt le lieu où ſe raſſemblent les eaux
qui pénétrent dans les Vaiſſeaux : cette eau eſt d'autant plus puante que les Vaiſſeaux font moins d'eau.

D

» noire de cette eau , & par
» l'impreſſion qu'elle fait ſur les
» métaux qu'elle noircit promp-
» tement.

» On a déja parlé de la tranſ-
» piration des perſonnes qui ha-
» bitent le fond des vaiſſeaux ;
» on va maintenant faire voir
» qu'elle doit être eſtimée pour
» beaucoup , quelque inſenſible
» qu'elle paroiſſe. Il eſt démon-
» tré par les expériences, que la
» perte que chaque homme fait
» en vingt-quatre heures , ſoit
» par la tranſpiration , ſoit par
» l'humidité de l'haleine , eſt au
» moins du poids de vingt-quatre
» onces. Donc ſi dans une fré-
» gate de trente canons , & de
» deux cents cinquante hommes
» d'équipage , on ſuppoſe qu'il
» y ait toujours cent hommes
» dans l'entrepont & la cale, ce
» qui eſt peu , il réſulte qu'il ſe
» répand en vingt-quatre heures

» cent cinquante livres de va-
» peurs tranfpirées ou expirées,
» qui fe mêlent avec l'air de
» l'entrepont & de la cale.
» L'humidité des habits , celle
» du fumier & de la tranfpira-
» tion des beftiaux , l'eau qui fe
» répand , ainfi que les vapeurs
» qui s'échappent des bois & de
» toutes les matieres qui con-
» tiennent de l'humidité , dou-
» blent au moins cette fomme
» qu'on peut , fans exagération ,
» porter à trois cents livres.
» Quoiqu'il ne foit pas poffible
» d'évaluer avec précifion ces
» exhalaifons , non plus que les
» vapeurs qui s'élevent par la
» fermentation de l'eau croupie
» de la fentine & des vivres ,
» on peut , en allant au rabais ,
» mettre cette derniere partie à
» cinquante livres ; le total fera
» alors de trois cents cinquante
» livres. Ainfi l'on voit qu'il fe

D ij

» répand chaque jour, dans une
» frégate de trente canons, un
» volume de mauvaises exha-
» laisons à peu près égal à cinq
» pieds cubes d'eau : c'est-à-
» dire, que cette masse d'eau
» existe toute entiere en va-
» peurs, mêlée avec l'air de
» l'entrepont & de la cale; &
» s'il s'en dissipe quelque chose,
» cette quantité est abondam-
» ment remplacée par les nou-
» velles exhalaisons, dont la
» source subsiste dans l'intérieur
» du vaisseau. Je dirai plus : la
» quantité des vapeurs augmen-
» te journellement; puisque les
» parties les plus grossieres,
» après s'être élevées dans l'air,
» & avoir flotté quelque temps
» dans ce fluide, s'attachent &
» s'embarrassent dans les pores
» qui sont à la surface des corps
» qu'elles touchent. Souvent
» même ces vapeurs les péne-

» trent affez profondément ; &
» c'eft de - là que vient cette
» odeur forte , & fi difficile à fe
» diffiper , que contractent les
» vêtements & tout ce qui a été
» embarqué » .

Mais l'altération de l'air des
vaiffeaux eft bien autrement
augmentée , quand une partie
de l'équipage tombe malade ;
car alors il s'éleve une grande
quantité de vapeurs , des plaies,
des emplâtres , des remedes ,
des linges fales , des excre-
ments , & des fueurs ; & l'on
doit remarquer que le venin des
maladies , s'échappant ordinairement par les felles, les urines , les crachats , ou les fueurs,
ces évacuations abondantes &
putrides doivent beaucoup infecter & corrompre l'air avec
lequel elles fe mêlent. Il eft
donc à propos de faire ici l'application de ce que nous avons

dit des hôpitaux , avec cette
confidération , que le lieu étant
plus petit, l'altération de l'air y
fera plus grande & plus prompte.
» Mais , fans avoir égard à ces
» cas particuliers , il eſt aiſé de
» déterminer le rapport du vo-
» lume des vapeurs avec celui
» de l'air de la cale. Car l'eſpace
» rempli d'air dans l'entrepont
» & dans la cale d'une frégate
» de 30 canons , ſuppoſée arri-
» mée,eſt au plus de 20000 pieds
» cubes ; or la denſité de l'air
» étant à celle de l'eau , à peu
» près comme 1 eſt à 1000, les
» 5 pieds cubes de vapeurs con-
» denſées , réduits à la conſiſtan-
» ce de l'air , occuperont 5000
» pieds cubes , du poids de 645
» grains , leſquels déplaceront
» autant d'air. On voit par-là
» qu'il y aura dans les 20000
» pieds cubes d'air de la cale &
» de l'entrepont , un quart de

» mauvaifes exhalaifons ; cepen-
» dant le poids de l'air variant
» dans l'année de 7 dragmes 9
» grains à 14 dragmes 19 grains,
» ce qui établit le poids moyen
» d'un pied cube d'air de 765
» grains , fi on en retranche un
» quart pour le remplacer par
» un volume égal de vapeurs , il
» fera réduit au poids de 735
» grains ; ce qui fait voir qu'on
» n'appercevra pas que l'air de
» la cale , quoique chargé de va-
» peurs , foit fenfiblement plus
» ou moins pefant que l'air ex-
» térieur.

 » Un air auffi chargé de va-
» peurs fulphureufes que celui
» dont on vient de parler a, fans
» doute, perdu beaucoup de fon
» élafticité ; c'eft même un fait
» qui a été folidement établi par
» les expériences de M. Hales :
» mais cet air , dans l'état de
» corruption où il eft , fournit

» fans ceffe à la refpiration des
» mêmes hommes, & par cet
» emploi il fouffre encore une
» grande altération : nous al-
» lons faire voir à peu près à
» quoi elle peut aller.

» La quantité d'air qu'un
» homme afpire, par une refpi-
» ration moyenne, eft d'environ
» 17 à 18 pouces cubes. Il fuit
» des expériences de M. Hales,
» qu'il s'abforbe dans les pou-
» mons, près d'une cent-quaran-
» tieme partie de cet air, c'eft-
» à-dire, environ 2 pouces cu-
» bes & demi par minute; par-
» ce qu'un homme, dans un
» état de repos, fait au moins
» vingt refpirations ordinaires
» pendant ce temps. Mais ce
» n'eft pas encore là toute la
» perte de l'air; celle-ci arrive
» dans l'air libre, & elle ne fait
» qu'une partie d'une autre plus
» confidérable. M. Hales a ob-
» fervé,

» fervé, qu'ayant refpiré pen-
» dant deux minutes & demie
» 370 pouces cubes d'un même
» air, renfermé dans une veffie
» préparée pour cette expérien-
» ce, la vingt-neuvieme partie
» de cet air avoit perdu fon
» élafticité; c'eft-à-dire, qu'il y
» avoit eu près de 13 pouces
» cubes d'air abforbés. On voit,
» par cette expérience, com-
» bien l'air de l'entrepont & de
» la cale doit perdre de fon élaf-
» ticité, étant refpiré par plus
» de cent perfonnes dans un
» endroit refferré, &, comme on
» l'a déja dit, rempli d'autres
» vapeurs : il me femble, qu'eu
» égard à cette feconde caufe
» d'altération, on peut fuppo-
» fer qu'au lieu de deux pouces
» & demi cubes, naturellement
» abforbés en une minute dans
» l'air libre, il y en a ici envi-
» ron le double : en comptant

E

» donc fur 5 pouces cubes, il
» s'en abforbe 3600 dans les
» poumons de chaque homme
» en 12 heures de féjour dans
» la cale ou dans l'entrepont ;
» mais à caufe de la communi-
» cation de l'air intérieur avec
» l'air extérieur, & en confidé-
» rant que l'un n'eft féparé de
» l'autre que de l'épaiffeur du
» premier pont fur lequel l'équi-
» page fe tient, & où fe fait le
» mêlange des deux airs, c'eft
» peu rifquer que de dire que
» celui qu'ils y refpirent eft éga-
» lement compofé de parties
» égales de l'un & de l'autre.
» Ainfi dans les 12 heures que
» l'équipage eft dans l'entre-
» pont, chaque homme abforbe
» 1800 pouces cubes de cet
» air, à ne compter que fur 2
» pouces $\frac{1}{2}$ cubes par minute,
» ce qui fait en total 5400 pou-
» ces en 24 heures, c'eft-à-dire,

» plus de 3 pieds cubes d'un air
» fort corrompu. Mais par ce
» qu'on a remarqué ci-deſſus,
» qu'un quart de l'air de la cale
» n'eſt que vapeurs, & que dans
» l'air qu'on reſpire dans l'en-
» trepont, il y en a au moins
» une huitieme partie, on voit
» qu'il paſſe chaque jour dans
» les poumons, outre l'air natu-
» rel abſorbé, les 2 tiers d'un
» pied cube de vapeurs, c'eſt-à-
» dire, le poids de 430 grains
» qui, réduits à la conſiſtance
» de l'eau, forme un volume
» égal à près de cinq quarts de
» pouces cubes : allons au rabais
» des ſuppoſitions, & comptons
» ſeulement ſur un pouce cube ;
» comptons même, ſi l'on veut,
» ſur un demi-pouce cube, &
» l'on ſentira encore quel effet
» doit produire un liquide auſſi
» empoiſonné, qui ſe mêle dans
» le ſang & abreuve les pou-
» mons.   E ij

» Après l'examen qu'on vient
» de faire, on ne doutera pas,
» je crois, qu'un air auſſi altéré
» que celui des fonds d'un vaiſ-
» ſeau, & autant chargé de par-
» ties groſſieres, ſulphureuſes,
» ſalines & non élaſtiques, ne
» ſoit extrêmement préjudicia-
» ble à la ſanté des équipages.
» Les poumons des gens qui reſ-
» pirent habituellement ce mau-
» vais air, s'affaiſſent peu à peu;
» bientôt ils ſont obligés de faire
» de fréquentes & de profondes
» aſpirations, pour ſuppléer, par
» la quantité d'air, au défaut de
» ſon reſſort; il en réſultera un
» eſſoufflement, & une fatigue
» des muſcles de la poitrine,
» qui ne ſont point accoutumés
» à cet effort; & c'eſt-là le
» ſymptôme qui précéde preſ-
» que toujours les maladies des
» équipages. Enfin, à la ſuite
» de ce jeu forcé des poumons,

» le fang , dont toute la maffe
» eft obligée de paffer quinze à
» vingt fois par heure à travers
» les poumons , foit pour s'y ra-
» fraîchir , foit pour y acquérir
» une nouvelle fluidité , s'ap-
» pauvrira au contraire par le
» mêlange du mauvais air, & des
» vapeurs nuifibles qui l'auront
» pénétré , & il ne circulera
» plus auffi aifément ; toute la
» maffe du fang s'altérera peu à
» peu , & la dépravation des li-
» queurs deviendra la caufe pro-
» chaine de la plupart des ma-
» ladies qui attaquent les ma-
» rins » .

Les obfervations fuivantes
ferviront de preuve à ce qui
vient d'être dit. Ordinairement
il fe montre peu de maladies
dans les traverfées , à moins que
quelques gens de l'équipage
n'aient été attaqués de contagion avant le départ, ou qu'on

ne foit furpris à la mer par des brumes, ou de longs calmes, ou par des temps très-orageux & de très-longue durée, qui interrompent la chaudiere, & outrent de fatigue les matelots. Mais ces cas font rares ; ce n'eft ordinairement que quand les vaiffeaux reftent long-temps armés dans les ports, ou dans les rades mal-faines, que les mate-lots contractent les maladies particulieres au climat où ils fe trouvent. Les mouillages les plus mal-fains font, comme nous l'avons dit, ceux des ri-vieres où l'air eft fréquemment brumeux & humide, & où l'on eft à l'abri du vent ; car dans ce cas le mauvais air habituel des vaiffeaux, & fur-tout des gros vaiffeaux où il y a beaucoup de monde, fe combinant avec ce-lui de terre qui fe trouve char-gé des exhalaifons pernicieufes

(55)

qui s'élevent des terreins marécageux , occasionne les maladies les plus fâcheuses : les flux
de sang dénotent que les liqueurs tendent à la putréfaction;
bientôt les fievres intermittentes , rémittentes & double-tier-
ces se manifestent , & elles dégénerent en fievres malignes
qui , si elles sont contagieuses ,
affectent tout l'équipage.

» Il ne faut cependant pas
» croire que le mauvais air des
» vaisseaux soit la cause unique
» de toutes les maladies des
» équipages ; malheureusement
» plusieurs autres causes y con-
» tribuent d'une façon d'autant
» plus fâcheuse , qu'il est bien
» difficile de les éviter ».

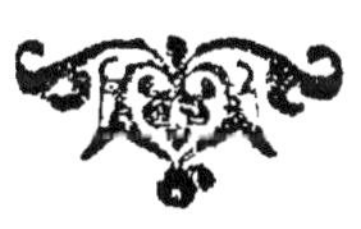

ARTICLE V.

*De ce qui occasionne les maladies
dans les pays froids.*

LE FROID , même le plus
violent, n'eſt pas directement
contraire à la ſanté , puiſque les
Canadiens * , & les habitants
du nord, ſont robuſtes , & qu'ils
vivent plus long-temps que
ceux des pays chauds. J'ai connu pluſieurs Canadiens , qui
avoient ſupporté ſans peine le
froid de leur pays , ſouffrir beaucoup des fraîcheurs de notre
climat , y être preſque toujours
attaqués de maux de poitrine &
de fluxions ; mais de retour dans
leur pays natal , ils y avoient re-
couvré en peu de temps leur

* Il n'eſt pas rare en Canada d'éprouver
des froids qui font deſcendre le thermometre
à 25 & 30 degrés au deſſous du terme de la
congellation.

fanté. Cela vient, à ce qu'il me
femble, de ce que, dans nos faifons froides, l'air eft chargé d'humidité, au lieu que dans le nord
il eft alors fort fec. On fait que
l'eau, qui eft beaucoup plus
denfe que l'air, eft bien plus difficile à échauffer. C'eft peut-
être pour cette raifon que dans
notre climat on fe porte ordinairement très-bien par les grandes gelées feches ; & que dans
les dégels on eft tourmenté de
fluxions & de rhumatifmes.

On remarque néanmoins que
dans les campagnes d'hyver, ainfi
que dans celles qu'on fait dans le
nord, les équipages font fréquemment attaqués d'affections
fcorbutiques, ou de fluxions, de
rhumatifmes, de rhumes opiniâtres, qui dégénerent en fluxions
de poitrine : apparemment que,
dans ces circonftances, l'air
n'eft pas au même degré de fé-

cherelle que celui des conti-
nents; d'ailleurs, les coups de
vent fréquents accablent les
équipages de fatigue ; les exercices violents excitent une abondante tranfpiration , que la fraîcheur de l'air arrête précipitam-
ment ; ainfi le froid fubit qu'ils
éprouvent , dans le temps que
leurs pores font ouverts , &
que leur peau eft affouplie par
l'écoulement de la fueur , arrê-
tant la tranfpiration, occafionne
diverfes maladies. » Joignons à
» cela l'effet que doit produire
» l'air froid qui entre dans les
» poumons , & qui faifit les
» matelots lorfqu'ils viennent à
» quitter l'entrepont , où ils
» éprouvent une extrême cha-
» leur, pour s'expofer fubitement
» à un air très-froid, qu'ils refpi-
» rent fur le pont lorfqu'ils y
» paffent pour y faire leur quart».
On objectera que les matelots,

qui vont à la pêche de la morue
fur le grand banc , reviennent
prefque toujours en bonne fanté , quoiqu'ils aient à fupporter
un travail continuel & de grandes fatigues : mais la pêche de
la morue ne fe fait point dans
les mauvaifes faifons ; l'exercice
n'eft pas auffi contraire à la fanté qu'on fe l'imagine ; & le
poiffon frais , que les matelots
mangent continuellement , peut
contribuer à l'entretien de leur
fanté.

Une autre caufe de maladie ,
peut-être encore plus grande
que celle dont nous venons de
parler , eft la circonftance où fe
trouvent fréquemment les équipages qui , au fortir d'un quart
pendant lequel ils ont été mouillés , font obligés , faute d'habits
pour changer , de laiffer fécher
leurs vêtements fur leur corps : il
en réfulte des accidents fâcheux

pour le matelot qui se trouve dans cette circonstance, & pour tous ceux qui habitent l'entre-pont, par le mêlange des va-peurs infectes qui contribuent à en corrompre l'air.

ARTICLE VI.

Des causes qui occasionnent les maladies dans les campagnes des pays chauds.

QUOIQUE les équipages soient exposés, dans les campagnes qui se font dans les pays froids, aux maladies dont nous venons de parler, il s'en faut beau-coup que ces campagnes soient aussi meurtrieres que celles qu'on fait dans la zone torride. Le passage subit qu'on fait d'un climat froid ou tempéré, dans un climat où les chaleurs sont extrêmes, occasionne des trans-

pirations ſi abondantes qu'elles
deſſechent la maſſe du ſang, laquelle prend une diſpoſition in-
flammatoire. Les maladies com-
mencent par une conſtipation,
accompagnée de maux de tête
& d'étourdiſſements ; les malades ſentent une peſanteur dans
les yeux, & quelquefois la con-
jonctive paroît enflammée : ils
ſe plaignent d'une peſanteur
dans la poitrine, & leur eſtomac ſemble toujours chargé :
leur pouls devient vif, & enfin
la fievre ſe déclare. Tous ces
ſymptômes indiquent la pléthô-
re, & un ſang diſpoſé à l'inflammation. Quantité de ces malades ont des hémorragies par le
nez, enſuite leurs déjections deviennent très-fréquentes, & dégénerent en dyſenteries. Ces
maladies paroiſſent modérées
dans les commencements ; mais
elles font des progrès très-rapi-

des ; ce qui fait que les criſes arrivent bien plutôt que dans les pays froids. M. Lind, qui parle de ces maladies, ajoute que la mortification & la gangrene ſe forment promptement.

Puiſque l'humidité eſt à crain-dre dans les pays chauds, il eſt donc encore plus important, que dans les pays froids, d'éviter les roſées du ſoir & de la nuit. L'exceſſive chaleur qu'un équi-page a éprouvée pendant le jour, fait qu'il deſire de reſpirer l'air frais de la nuit; mais on paye bien cher cette ſatisfaction, ſur-tout ſi l'on s'endort à l'air ; ceux qui ſont dans le mouvement & dans l'action, ſont moins expoſés à tomber malades. La partie de l'équipage, qui eſt obligée de paſſer la nuit ſur le pont, doit éviter de ſe tenir en repos, & ſur-tout de s'y endormir. Les matelots, qui ne peuvent ſe dif-

penſer de paſſer la nuit à terre,
doivent ſe porter ſur les lieux
élevés & découverts, coucher
ſous des tentes, & éviter, ſur-
tout quand ils ſont en ſueur, de
ſe placer dans les endroits couverts d'herbe & où l'air eſt trop
frais. C'eſt, ſuivant M. Lind,
une pratique très-ſalutaire, que
d'obliger de temps en temps
l'équipage à prendre le bain,
ſoit dans l'intérieur du vaiſſeau,
ſoit dans la mer. Outre que le
bain contribue à entretenir la
propreté, l'expérience démon-
tre qu'il eſt, en général, très-ſalutaire aux Européens qui paſ-
ſent dans la zone torride : il n'y
a point, ajoute M. Lind, de
remede plus efficace, non-ſeu-
lement pour guérir les diarrhées, mais encore pour les
prévenir, ainſi que preſque tous
les autres ſymptômes qui carac-
tériſent les maladies des pays

chauds. Cependant M. Lind recommande de s'abstenir du
bain ; 1°, lorsqu'on est trop fatigué par le travail ; 2°, lorsqu'on
a bu avec excès des liqueurs
fortes ; 3°, lorsque l'estomach
est plein ; 4°, lorsque la chaleur
du climat a occasionné des érup-
tions sur la peau ; enfin il recommande de ne jamais rester trop
long-temps dans le bain.

ARTICLE VII.

*Des maladies qui paroissent être
occasionnées par les aliments.*

LES VIANDES salées, dont
les équipages se nourrissent, paroissent être une des principales
causes du scorbut. Il semble que
les mêmes raisons, qui font que
les sels empêchent la fermentation des viandes, les rendent
aussi de difficile digestion ; &
quoiqu'une

quoiqu'une petite quantité de
fel pût faire un obftacle à la putréfaction, l'ufage trop abondant
& trop continuel que l'on en feroit, doit caufer des embarras
dans les plus petits vaiffeaux,
& ces embarras ne peuvent
manquer de fatiguer l'eftomac
de gens qui ont à digérer des
légumes fecs, & du bifcuit que
les matelots âgés ne peuvent
mâcher parfaitement. Les mauvaifes digeftions, & l'obftruc-
tion des petits vaiffeaux, peuvent occafionner les ulceres de
la bouche & les taches qui dénotent le fcorbut. Après avoir
parcouru les caufes les plus fenfibles des maladies qui attaquent
le plus ordinairement les équipages, il faut examiner les précautions qu'on peut prendre
pour les prévenir.

E

ARTICLE VII.

Précautions à prendre avant l'embarquement.

IL NE FAUT embarquer que des gens en bonne santé, prêter une singuliere attention à l'état des matelots qu'on tire des endroits mal-sains, & éviter sur-tout d'embarquer ceux qui, au retour d'une longue campagne, ne sont pas en parfaite santé; rien n'étant si dangereux que d'introduire un germe de contagion dans un lieu aussi rempli d'hommes & aussi resserré que l'est un vaisseau, & sur-tout un gros vaisseau armé en guerre. On doit, dans le temps de l'armement, empêcher les matelots de se jetter à l'eau avec leurs habits; & si quelque cas pressant ou quelque accident les

y contraignoit, il faudroit les
obliger de changer d'habits le
plus promptement qu'il feroit
poffible. Il faut éviter de fur-
charger de travail les matelots
dans le temps de l'armement :
car bien qu'un travail modéré
foit utile à la fanté, les meilleurs tempéraments font toujours affoiblis par les travaux
outrés.

Comme il fera à propos, pendant la campagne, d'obliger les
matelots de changer de temps
en temps de linge, & fur-tout
d'habits, lorfqu'au fortir du
quart ils feront mouillés, c'eft
dans le temps de l'armement
qu'on doit vifiter les facs, pour
voir fi la provifion de linge &
d'habits de chaque matelot eft
fuffifante. Il feroit donc convenable d'établir, que le jour de
la revue, il fe trouvât à bord des
marchands pourvus de hardes

de peu de valeur, & dont les Officiers fixeroient le prix, afin que les matelots ne foient point rançonnés. L'Officier chargé du détail, & le Commiffaire, ou celui qui en fait les fonctions, obligeroient les matelots de fe fournir de chemifes, de bas, de gilets & autres vêtements néceffaires, qu'on payeroit au marchand fur les avances qu'on fait aux matelots le jour de la revue : moyennant ces précautions, on pourroit parvenir à entretenir les équipages dans un état de propreté qui ne peut être que très-utile à leur fanté.

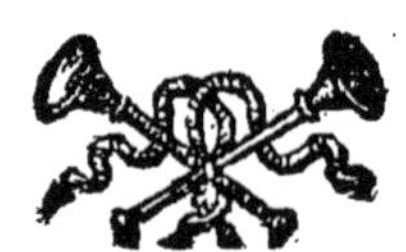

ARTICLE IX.

Des attentions qu'on doit avoir pendant la campagne, pour tenir l'intérieur des Vaisseaux dans un état de propreté, qui doit beaucoup contribuer à conserver les équipages en bonne santé.

ON CONVIENT généralement qu'à terre, la malpropreté occasionne des maladies ; mais combien cette cause doit-elle plus influer sur la santé des équipages dans les vaisseaux, où un grand nombre d'hommes & de bestiaux sont rassemblés dans un petit espace ? On a vu ci-dessus que tout ce qui fermente, tout ce qui se corrompt, infecte l'air de vapeurs putrides, qui le rendent mal-sain. Il faut donc éloigner, autant qu'il est possible, toutes les causes d'altération.

» On diminuera la mauvaiſe
» odeur qui s'exhale du fond
» des vaiſſeaux, en noyant fré-
» quemment la ſentine; c'eſt-à-
» dire, en jettant de l'eau dans
» le fond des vaiſſeaux, & en
» la repompant immédiatement
» après : il faut renouveller cet-
» te opération juſqu'à ce que
» l'eau qu'on retire par la pom-
» pe, n'ait plus aucune mauvaiſe
» odeur. La pompe, qu'on pra-
» tique quelquefois à l'avant des
» vaiſſeaux, ſerviroit utilement
» à y faire entrer l'eau de la mer;
» mais il ſeroit encore bien plus
» commode d'établir, comme le
» font les Anglois, un robinet
» de cuivre ſur un membre, dans
» la cale, à quatre ou cinq pieds
» ſous l'eau, vers le milieu du
» vaiſſeau ». Il eſt ſingulier qu'u-
ne invention auſſi ſimple & auſſi
utile, n'ait point été adoptée
ſur les vaiſſeaux François. On

croit qu'il eſt toujours dangereux de percer un membre ;
mais ne le perce-t-on pas pour
placer une gournable ? & le trou
que l'on feroit ne feroit-il pas auſſi
exactement fermé par un fort
robinet de cuivre que par un
clou ou une cheville ? un cade-
nat mis au robinet préviendroit
tous les accidents qu'on pourroit craindre de l'uſage de ce robinet.

Les attentions qui concer-
nent la propreté, doivent s'é-
tendre à toutes les parties du
vaiſſeau : elles conſiſtent à empêcher qu'aucune perſonne de
l'équipage ne prenne ſes repas
dans l'entrepont ; à faire gratter
fréquemment, & balayer très-
ſouvent, tous les hauts des vaiſſeaux, ſur-tout intérieurement,
& par préférence le poſte des
malades, & les endroits où l'on
place les beſtiaux & les cages à

poules, qu'il ne faut jamais mettre , sous quelque prétexte que
ce soit, dans la cale. Il faudra
sur-tout bien faire laver ces endroits , & ne les laver que pendant la chaleur du jour, afin que
l'humidité ait le temps de se
dissiper avant la nuit. On défen-
dra très - expressément de répandre de l'eau dans les entreponts quand on fera obligé de
fermer les sabords , & dans tous
les cas où l'humidité ne pourroit pas se dissiper promptement.

Les précautions pour la propreté doivent aussi s'étendre à
une autre partie bien essentielle,
j'entends les hommes de l'équipage. » Il seroit à souhaiter à
» cet égard, que l'Officier char-
» gé particuliérement du détail
» & de la discipline du vaisseau,
» obligeât les gens de l'équipa-
» ge à changer de linge, à se la-
» ver & à se peigner. Cette po-
lice

» lice feroit facile à établir ; il
» ne faudroit pour cela que par-
» tager les quarts des matelots
» par efcouade : un Quartier-
» maître répondroit de la pro-
» preté de fa divifion , & ce fe-
» roit à lui que l'Officier de dé-
» tail s'en prendroit fi l'un de
» fes matelots fe trouvoit être
» mal-propre & craffeux. L'Of-
» ficier-marinier de chaque état
» répondroit de même de fes
» Officiers - mariniers fubalter-
» nes : tout cela deviendroit
» pratiquable , au moyen de l'at-
» tention qu'on auroit eue d'o-
» bliger les matelots de fe pour-
» voir de hardes & de linge » .

Le Commis aux vivres pourroit même avoir un coffre rempli de toutes fortes de hardes ,
qu'il fourniroit , à prix coutant ,
aux matelots qui en voudroient
acheter à compte fur leur paye.

» Il eft à propos de faire fré-

» quemment *branle-bas* , pour
» faire prendre l'air aux hardes
» des matelots ; & l'on profitera
» de ce temps d'exercice pour
» nettoyer mieux l'entrepont,
» & pour parfumer, comme nous
» le dirons dans la suite , les
» hardes avant de les mettre
» dans les filets du baftinguage,
» où elles prendront l'air ».

On fera bien encore de faire paffer au four les hardes des matelots pour en détruire la vermine , & empêcher qu'elle ne fe communique dans l'équipage.

On éviteroit affurément une grande fource de la corruption de l'air , fi l'on pouvoit placer les beftiaux ailleurs que dans l'entrepont : c'eft aux Officiers zélés à faire fur cela des tentatives ; mais fi la chofe étoit reconnue impoffible , nous proposerons des moyens pour diminuer le mal.

Il est certain qu'en apportant une attention continuelle à purifier la sentine , & à entretenir dans une grande propreté l'intérieur du vaisseau & les équipages , on diminuera beaucoup le mauvais état de l'air qu'on est obligé de respirer ; mais on ne parviendra pas à l'entretenir dans un état de salubrité. Pour s'en convaincre , il n'y a qu'à se rappeller ce que nous avons dit sur les effets que produisent sur l'air la transpiration & la respiration des hommes & des bestiaux. Le seul moyen d'obvier à cet inconvénient , est de renouveller fréquemment l'air de la cale & des entreponts : nous en allons parler dans l'article suivant.

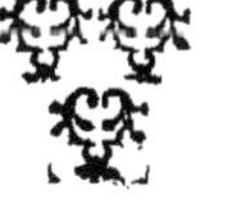

ARTICLE X.

*Néceffité de renouveller fréquem-
ment l'air de la cale & des entreponts : Expofition des différents moyens qu'on peut y employer.*

APRÉS ce qui a été dit dans
les articles précédents, on doit
être maintenant perfuadé que,
pour conferver dans l'intérieur
du vaiffeau un air fain & convenable à la fanté, il eft indifpen-
fablement néceffaire d'entretenir l'air de la cale & des entreponts dans une circulation continuelle ; ou plutôt, de fubftituer de l'air fain & nouveau à
celui qui a reçu un commencement d'altération. Il y a plufieurs moyens, plus ou moins
commodes, pour produire ce
bon effet. Nous nous propofons

de les expofer , & de faire remarquer leurs avantages particuliers. Mais il convient d'obferver, avant d'entrer dans ces
détails , que l'air altéré par les
vapeurs produites , foit par la
fermentation des matieres contenues dans la cale , foit par la
tranfpiration & la refpiration
des animaux , par leurs excréments , &c, que cet air altéré eft
plus léger qu'un air pur & fain ,
parce que toutes ces vapeurs
qui l'alterent font volatiles. Si
on veut s'en affurer par une expérience très-aifée à exécuter ,
il fuffira de monter avec une
échelle près le plafond d'une
falle d'hôpital qui renfermeroit
un grand nombre de malades.
Si vers le bas de cette falle on
fent une odeur fort fupportable,
on en fera prefque fuffoqué
quand on fera monté près du
plafond. Dans les falles de fpec-

G iij

tacles , on fent toujours une mauvaife odeur dans les loges élevées. Il faut donc être bien perfuadé que l'air chargé de va-peurs , ou tout air qui eft peu élaftique , & par conféquent mal-fain , eft plus léger que l'air pur ; que cet air infecté furnage l'air pur comme l'huile furnage l'eau , & qu'il s'éleve dans l'air pur , comme on voit fenfible-ment que s'éleve la fumée. Ces connoiffances font néceffaires pour la parfaite intelligence de ce que nous avons à dire fur la façon de renouveller l'air dans les vaiffeaux. On peut employer pour cela plufieurs moyens : 1°, les ventoufes : 2°, les man-ches à vent : 3°, les foufflets : 4°, l'attraction occafionnée par le feu. Nous allons difcuter, les uns après les autres , ces dif-férents moyens dans autant d'ar-ticles particuliers.

ARTICLE XI.

Des Ventouses.

POUR bien comprendre le bon effet qu'on peut espérer des ventouses, il est nécessaire de connoître la capacité intérieure d'un vaisseau ; & pour cela il faut jetter les yeux sur la figure gravée qui est à la fin de ce mémoire (Planche I, fig. 1.). Elle représente la coupe d'un vaisseau par un plan élevé perpendiculairement : ab est le premier pont, cd est le fond de la cale ; par conséquent $abcd$ représente la capacité intérieure de la cale qui contient tous les vivres, les apparaux de rechange, & la plupart des munitions de guerre.

Les pompes qui tirent l'eau croupissante au fond du vaisseau, sont établies près des deux mâts

G iv

majeurs *e f*. Le second pont eſt marqué *g h* : ainſi *a b* , *g h* eſt l'entrepont , ou l'eſpace compris entre les deux ponts , dans lequel couche l'équipage , & où ſont placés les beſtiaux & les malades : *i k* , le demi-pont qui forme le gaillard d'arriere : *l m*, le demi-pont qui forme le gaillard d'avant : *n n* , les écoutilles ou les trappes du premier pont: *o o* , les écoutilles ou les trappes du ſecond pont : *p p* , les écoutilles des ponts & des gaillards. Cette courte deſcription ſuffit pour l'intelligence de ce que nous avons à dire ſur les ventouſes.

Les ventouſes ne ſont autre choſe que des ouvertures par leſquelles l'air infecté peut s'échapper. Mais pour en tirer tout l'avantage poſſible , il faut avoir égard à trois circonſtances , ſans leſquelles ces ouvertures deviendroient presque inutiles.

1°. Comme la cause qui doit déterminer les vapeurs à s'échapper, est leur légéreté, par comparaison à celle de l'air pur, inutilement feroit-on une ouverture ou un sabord en *y* pour laisser échapper les vapeurs de l'entrepont *a b g h* : ce sabord *y* permettra bien à de l'air pur d'entrer dans l'entrepont ; mais il restera au-dessus de ce sabord un nuage d'air infect, parce qu'il n'y a aucune cause qui puisse déterminer cet air altéré & léger, à descendre dans un air pur & plus pesant que lui pour s'échapper par le sabord *y*. Il n'en feroit pas de même, si l'on ouvroit un sabord en *r* immédiatement sous le second pont ; car comme ce sabord feroit placé à la partie la plus élevée de l'entrepont *a b g h*, la feule légéreté des vapeurs les détermineroit à s'échapper par cette ouverture. Et fi l'on fuppofe que l'on ouvre dans les temps calmes les deux fabords q & r, l'air pur & fain entrera par le fabord y, & l'air infeEté fortira par le fabord r.

Ceci bien entendu, on concevra aifément que, fi l'on fe propofe d'introduire de l'air fain dans quelque partie que ce foit d'un vaiffeau, il faudra toujours faire les ouvertures à la partie la plus baffe qu'il fera poffible ; & que fi l'on a en vue de donner une iffue aux vapeurs infeEtées, il faudra placer les ouvertures à la partie la plus élevée du lieu qu'on voudra purifier. Ce principe aura fon application à prefque tout ce que nous aurons à dire dans la fuite. Nous allons rapporter une autre précaution auffi importante , pour rendre les ventoufes de quelque utilité.

2°. Il faut avoir toujours préfent à l'efprit, que les vapeurs ne s'élevent & ne s'échappent par les ventoufes, qu'à caufe de la plus grande légéreté de l'air chargé de vapeurs fur celui qui eft fain : cette différence de pefanteur n'eft cependant pas affez confidérable pour forcer les vapeurs à s'échapper par des ouvertures étroites ; la caufe de leur élévation n'eft pas affez puiffante pour vaincre les frottements qu'elles y éprouveroient : nous avons fait fur cela quantité d'expériences, qui toutes nous ont prouvé que les vapeurs ne s'échappent que par de grandes ouvertures. On voit en conféquence que les petits fabords *f*, que l'on fait ordinairement au-deffous du premier pont, font très-peu capables de contribuer à renouveller l'air de la cale ; & que les tuyaux , qui ont été propofés tant de fois , ne produiroient pas un meilleur effet : il faut, pour renouveller l'air d'un efpace quelconque , de grandes ouvertures pratiquées à la partie la plus élevée du lieu qu'on veut purifier. Cette conféquence nous engage encore à faire une réflexion fur les ventoufes.

3°. On dira , fans doute, que comme les écoutilles *n* du premier pont font de grandes ouvertures pratiquées à la partie la plus élevée de la cale , elles ont toutes les qualités qu'on exige pour faire de bonnes ventoufes : on ne peut en difconvenir ; & leur effet eft bien prouvé par l'odeur infeéte qui s'échappe par ces écoutilles ; néanmoins nous allons faire voir que ces fortes de ventoufes ne font pas fans défaut.

Il est évident que tout l'air infect, qui sort de la cale par les écoutilles *n*, se répand dans l'entrepont *a b*, *g h*, qui est précisément l'endroit où elles peuvent produire le plus grand mal, puisque c'est le lieu où se retire la plus grande partie de l'équipage. Il est bien vrai qu'une partie de ce mauvais air pourra se dissiper par les écoutilles du second pont, avec d'autant plus d'effet, qu'en tenant les sabords ouverts ils fournissent avec abondance un air nouveau ; & nous sommes persuadés que, si les écoutilles du second pont étoient fermées pendant un long espace de temps, il ne seroit pas possible de respirer l'air de l'entrepont ; on s'en apperçoit sensiblement dans les gros temps, lorsqu'on est obligé de fermer les écoutilles & les sabords.

On pourroit empêcher le mauvais air de la cale de fe mêler
avec celui de l'entrepont, en
joignant les écoutilles de la cale
à celles de l'entrepont qu'on
fuppofe placées l'une au-deffus
de l'autre, au moyen d'une cloifon de planches minces *tt*, *uu*,
qu'on feroit maître d'enlever
quand on le voudroit : car, dans
ce cas, les vapeurs qui forti-
roient de la cale, par l'écoutille
n, s'échapperoient au-deffus du
pont, par l'écoutille *o*, fans pouvoir fe mêler avec l'air de l'entrepont ; & la maffe de vapeurs,
qui feroit renfermée par le grand
tuyau quarré *tt*, *uu*, acquerroit
plus de puiffance pour s'élever,
comme l'on voit que la fumée
s'éleve avec plus de rapidité d'un
poële, auquel on a ajufté un
long tuyau, qu'elle ne pourroit
faire d'un autre qui n'auroit
qu'un tuyau fort court. Peut-

être les Officiers de vaiſſeau trouveront-ils cette cloiſon embarraſſante ; en ce cas , on pourroit ſe contenter de la faire avec de la toile à prélat , & ménager une porte battante pour deſcendre dans la cale. Mais on ne pourra pas diſconvenir , 1° , qu'on doit prêter une ſinguliere attention à ouvrir , le plus ſouvent qu'on pourra , les écoutilles , & même les ſabords ; il ſeroit même à propos de lever les caillebotis * qui couvrent les écoutilles , lorſqu'on ſentira quelque mauvaiſe odeur dans l'entrepont ; parce que , comme nous l'avons déja dit , les moindres obſtacles empêchent la ſortie des vapeurs.

2°. On feroit encore très-bien d'ouvrir une écoutille au-deſſus

* *Caillebotis* , en terme de Marine , eſt un grillage de Menuiſerie dont on ferme les *écoutilles* lorſqu'on veut laiſſer du paſſage à l'air & ne point empêcher l'équipage de manœuvrer.

des parcs qui renferment les beftiaux ; car il eſt évident, après ce qui a été dit, que ſi l'on fermoit, avec des planches minces ou des toiles à prélat, le pourtour de ces parcs, depuis le deſſous du ſecond pont juſqu'à deux pieds au-deſſus des bordages du premier pont, l'air ſain entrant par ces deux pieds d'ouverture, l'air chargé de vapeurs pourroit ſe diſſiper par l'écoutille, ſans ſe répandre dans l'entrepont. Ce moyen, tout ſimple qu'il eſt, pourroit diminuer beaucoup l'infection que cauſent les beſtiaux placés dans l'entrepont.

3°. A l'égard du poſte des malades, je crois qu'il ſeroit à propos d'ouvrir, au-deſſus, une écoutille qu'on ſeroit maître de fermer quand on jugeroit que l'air extérieur pourroit être incommode ou nuiſible. Mais nous remettons

remettons à propofer , dans la
fuite , d'autres moyens plus effi-
caces qu'on pourroit employer
en cet endroit , pour y entretenir un air fain , ainfi que les précautions néceffaires pour empêcher que les maladies ne
puiffent fe communiquer à tout
un équipage.

On vient de voir que les ouvertures pratiquées à la partie la
plus élevée des entreponts , forment des ventoufes qui , quand
on y ajoute certaines précautions , peuvent être très-utiles
pour renouveller l'air de l'intérieur des vaiffeaux; mais on a vu
que , fi l'on veut que l'air infecté
forte en grande abondance par
l'ouverture r, qui eft élevée , il
faut qu'un air nouveau entre par
une ouverture q, qui doit être
pratiquée à la partie baffe. Cette favorable difpofition fe trouve exécutée dans les entreponts,

H

fans rien changer à la pratique des conftructeurs. Les fabords forment des ouvertures équiva-lentes à q, par lefquelles l'air fain doit s'introduire, pendant que les écoutilles o, faifant l'of-fice de l'ouverture r, donnent une libre iffue à l'air infecté. Mais cette bonne difpofition ne peut avoir lieu pour la cale, qui en a cependant plus befoin que toutes les autres parties, non-feulement pour la parfaite con-fervation des vivres, dont plu-fieurs ont une grande difpofi-tion à la fermentation, mais encore pour tarir la fource des vapeurs qui fe répandent & in-fectent l'air de l'entrepont. Les écoutilles n fourniffent, à la vé-rité, une iffue aux vapeurs, de même que celles o de l'entre-pont; mais il ne peut y avoir, dans la cale, des fabords qui admettent l'air fain : il eft donc

essentiel de trouver quelque in-
dustrie pour y en porter. Une
des plus simples, est la manche
dont nous allons parler dans
l'article suivant: nous indique-
rons dans la suite la maniere
d'augmenter l'effet des ventouses par le moyen du feu.

ARTICLE XII.

De la manche, & des moyens de
l'employer le plus utilement
qu'il est possible.

» La manche à vent, dont
» on attribue l'invention aux
» Danois, est un grand tuyau
» de toile A B, figuré comme
» un cornet de papier, ou plutôt
» comme une chausse à filtrer,
» qui seroit ouverte par le bas.
» L'extrémité supérieure A est
» terminée par une grande levre
» & une large ouverture. L'ex-

Pl. 1.
Fig. 1.

H ij

» trémité B est beaucoup plus
» étroite , & n'a de diametre
» qu'environ le quart de celle
» du haut. Cette manche, qui
» a assez de longueur pour des-
» cendre depuis le dessous de la
» hune , représentée par A C,
» jusques dans la cale B, est sus-
» pendue , par son extrémité su-
» périeure évasée,à une vergue,
» de façon que la levre se pré-
» sente au vent , qui pressant
» proportionnellement à sa vî-
» tesse sur la colonne d'air con-
» tenue dans cette manche, fait
» qu'il en sort avec abondance,
» par l'extrémité inférieure B,
» qui répond à la cale ».

L'usage de cette manche est
très-connu dans les ports ; mais
on n'en tire pas tout l'avantage
possible : car , comme on fait
aboutir la manche dans une
écoutille ouverte qui présente
tout de suite une issue à la sortie

de l'air : il n'y a alors qu'une petite masse d'air qui puisse être remuée : les lignes ponctuées, xy, pourront donner une idée de la route que suit l'air au sortir de la manche. Je me la suis rendue sensible par une expérience bien simple ; car ayant placé une chandelle allumée à une petite distance de l'ouverture B, à peu près vers x, elle y étoit fortement agitée, & même elle s'y éteignoit ; au lieu qu'elle restoit tranquille lorsque je la plaçois à une distance plus éloignée, comme vers z. Cette expérience prouve très-bien qu'une masse d'air peu étendue, & qui est auprès de l'ouverture inférieure de la manche, est dans une grande agitation, pendant qu'à une distance assez médiocre, l'air reste en repos. Il seroit néanmoins aisé de produire un renouvellement d'air plus

étendu, au moyen des précautions que nous allons rapporter.

Il faudroit, pour empêcher
le courant d'air, qui sort par la
manche, de se dissiper sans
avoir parcouru une partie de
la cale, fermer l'écoutille avec
une trappe de planches minces,
au milieu de laquelle on ména-
geroit une ouverture de la largeur de l'extrémité inférieure de
la manche, qu'on cloueroit à cette ouverture, comme on le voit
marqué dans la figure à l'écoutille B ; alors l'air qui sortira de
la manche, ne pouvant suivre la
direction des lignes ponctuées
$x\,y$, sera forcé de s'échapper
par une autre écoutille qui sera,
si l'on veut, celle $t\,t$, $u\,u$; alors
le courant d'air, étant forcé de
suivre la direction des lignes
ponctuées B, D, renouvellera
l'air dans une étendue assez considérable de la cale. Il est évi-

dent qu'il faudra supprimer, depuis B jusques à D, tout ce qui pourroit former un obstacle à la communication de l'air. L'exemple que nous venons de rapporter, suffit pour donner une idée des changements que nous desirerions que l'on fît à l'établissement des manches pour les rendre plus utiles. Les Capitaines ne seront assurément pas embarrassés à faire l'application de ces vues, pour renouveller l'air des parties de leurs vaisseaux, qu'ils jugeront particuliérement en avoir le plus de besoin, & d'imaginer eux-mêmes les moyens de faire quadrer cet arrangement avec les emménagements, auxquels on ne court aucun risque de faire quelques changements ; mais cet instrument, tout simple qu'il est, &, dans plusieurs occasions, préférable à tout autre, ne peut gueres être

d'ufage, quand on eft fous voile,
que par les vents largues, & il
devient tout-à-fait inutile dans
les calmes, quoique ce foit la
circonftance où il eft le plus néceffaire de renouveller l'air ;
dans ce cas, il faut donc avoir
recours aux moyens que nous
allons déduire.

ARTICLE XIII.

De la façon de renouveller l'air par des foufflets.

En Suede, on avoit imaginé
un foufflet double cilindrique,
& à courcaillet, pour renouveller l'air des vaiffeaux. (Voyez
Planche II, fig. 2.) Les parties
a c, *b d* & *e g*, *f h*, font de cuir,
& foutenues en dedans par des
cerceaux de bois : ces parties
de cuir peuvent fe plier comme
le cuir de ces petits fifflets, qui
fervent

servent à contrefaire le chant de la caille, & qu'on nomme *courcaillet*. La partie supérieure ab & ef, ainsi que la partie inférieure cd & gh, sont clouées sur des rondelles de bois : les rondelles supérieures ab & ef sont percées chacune de deux trous, & garnies de soupapes pp, qui permettent à l'air de sortir des soufflets, & empêchent l'introduction de l'air dans l'intérieur des soufflets. Les rondelles inférieures ed & gh, sont percées chacune de deux grands trous qui communiquent à une cavité ou à une espece de sommier ch, no : ces trous sont fermés par des soupapes qq, qui permettent à l'air extérieur d'entrer dans les soufflets, & s'opposent à la sortie de cet air. Maintenant, il est évident, qu'en faisant balancer le levier l, m, les deux soufflets se remplissent

I

alternativement de l'air contenu dans le sommier , & qui entre dans ces soufflets par les
soupapes qq , & que cet air sort
aussi alternativement des soufflets par les soupapes pp : ainsi,
en supposant que le tuyau r
aboutisse à un lieu où y il auroit
de l'air corrompu, il est évident,
qu'au moyen du soufflet Suédois , on le pomperoit & on le
porteroit dehors en assez peu de
temps.

M. le Comte de Maurepas
m'ayant fait remettre un de ces
soufflets , qu'il avoit fait venir
de Suede , j'ai été à même de
l'examiner , & de m'assurer que
si la partie de l'entrepont, marqué F, (*Pl. I. fig.* 1.) étoit le
poste des malades dont on voudroit purifier l'air , il faudroit
établir le soufflet Suédois sur le
second pont en E, & faire aboutir le tuyau F, qui répond au

fommier , immédiatement fous les bordages du fecond pont ; alors, fi l'on faifoit jouer le levier, on pomperoit l'air infecté qui feroit remplacé par l'air extérieur qui entreroit par les ouvertures qui font toujours en grand nombre ; mais il faudroit prendre la précaution de fermer les écoutilles de la cale , qui ne manqueroient pas de fournir beaucoup de vapeurs & d'air infecté.

Ce foufflet , ainfi que tous les foufflets de forge, étoit donc très-propre à renouveller l'air intérieur des vaiffeaux. On ne pouvoit lui reprocher que deux défauts, auxquels il étoit poffible de remédier. L'un qu'étant conftruit avec du cuir, qu'il faut entretenir gras pour qu'il puiffe conferver fa foupleffe , il eft continuellement expofé à être percé par les rats, qui font toujours en gran-

de quantité dans les vaisseaux ;
le seul moyen de remédier à cet
inconvénient, étoit de couvrir
le cuir de ce soufflet d'un fourreau de toile gaudronnée ; car
on sait que les rats n'attaquent
point ce qui est enduit de gau-
dron.

L'autre défaut étoit que le
tuyau, qui portoit l'air à ce soufflet, étoit d'un trop petit diametre, ce qui obligeoit d'employer trop de force pour con-
traindre l'air d'y passer. Pour remédier à ce défaut, il étoit aisé
d'élargir le tuyau & les ouvertures des soupapes ; car il
n'est pas question ici, comme
dans les forges, de se procurer
un courant d'air rapide, ce qui
ne peut se faire qu'en forçant
beaucoup d'air à passer en peu
de temps par une petite ouverture ; à l'égard des vaisseaux, il
ne s'agit que de pomper une

grande maſſe d'air pour la porter hors le vaiſſeau , & cet effet ſe produira auſſi bien en faiſant paſſer l'air par une grande ouverture, pour qu'il ne forme qu'une légere réſiſtance , qu'en le forçant de paſſer par un petit orifice , ce qui ne pourroit ſe faire qu'en augmentant l'effort de l'action.

Il eſt preſqu'inutile de faire obſerver, qu'en changeant la direction des ſoupapes , on pourroit rendre le ſoufflet Suédois propre à porter de l'air pur dans l'entrepont , au lieu de pomper celui qui eſt corrompu.

On a encore propoſé des ſoufflets continus , qui chaſſent le vent par la force centrifuge. Comme ces ſoufflets pourroient paroître préférables dans certaines circonſtances,nous en allons donner la deſcription. Ce ſoufflet *a*, *b*, *c*, eſt (*fig. 3.*) un cylindre creux, semblable à une grande caisse de tambour, exactement fermé de tous côtés, excepté en c, a, où le cylindre est ouvert, pour qu'on puisse y adapter le gros tuyau c, d, a, par où doit sortir l'air. Dans l'intérieur de ce cylindre creux est un essieu, ou arbre g, sur lequel sont assemblées (*fig.* 4.) quatre, six ou huit aîles de bois minces, g, h, i, k, $l\,m$, n. A l'extrémité de cet arbre est fixée une lanterne qu'on ne voit point dans la *fig.* 3, parce qu'elle est cachée derriere le montant g. Cette lanterne engrene dans la roue dentée h, à l'essieu de laquelle est la manivelle f. Il est évident que, quand on tourne cette manivelle, on fait tourner très-vîte les aîles qui sont dans l'intérieur du cylindre ; & ces aîles rencontrent, en tournant, une masse d'air qui est obligée de s'écarter

du centre du mouvement à caufe de la force centrifuge des
corps qui font mus circulaire-
ment ; & à mefure qu'il s'é-
chappe de l'air par l'ouverture
d, il en entre de nouveau par
les trous *t*, *t*, qui font placés
près du centre du mouvement.

Il eft encore évident, qu'au
moyen de cet inftrument, on
peut porter de l'air nouveau où
l'on voudra ; ainfi en l'établiffant
fur le fecond pont , par exemple en G, (*Pl. I*, *fig.* 1.) & en
prolongeant le tuyau jufques en
H, on portera de l'air nouveau
dans la cale ; mais il faut remarquer que, comme il s'agit d'y
porter de l'air nouveau & fain ,
il faut faire defcendre le tuyau
fort bas , tout au contraire de
ce qu'il eft à propos de faire
quand on fe propofe de pomper
l'air infecté ; on en a donné ci-
deffus les raifons. Il faudra auffi

I iv

avoir l'attention d'employer des tuyaux affez gros pour que l'air y puiffe paffer librement ; enfin, il fera à propos de l'éloigner des écoutilles , ou bien de les fermer exactement , pour les raifons qui ont été fuffifamment déduites en parlant de la manche.

Puifque l'air entre dans la capacité du cylindre , par les trous $t\,t$, (*Pl. II , fig. 3.*) il eft évident que fi , au lieu de ces trous , on fixoit en cet endroit , au fond du cylindre vers $t\,t$, un tuyau repréfenté par les lignes ponctuées t , u , l'air feroit afpiré par ce tuyau : ainfi , en le faifant répondre en quelque lieu que ce foit de l'entrepont ou de la cale , on en pomperoit l'air infecté : ce foufflet peut donc , de même que tous les autres , fervir , foit à pomper l'air infecté d'un lieu , foit à porter à cet endroit de l'air nouveau & pur.

Nous difons que toutes fortes de foufflets pourroient fervir à fournir de l'air nouveau dans l'intérieur des vaiffeaux ; que fi l'on y faifoit aboutir leur tuyau , il faudroit qu'il fût fort large pour que le jeu des fouf-flets en devînt plus aifé ; & que ces mêmes foufflets pourroient auffi fervir à pomper l'air infect , en ajoutant à leur tuyau une fou-pape qui pût s'oppofer à la fortie de l'air reçu dans le foufflet , & fur les panneaux des foupapes qui permettroient à cet air d'en fortir, en s'oppofant à ce qu'il y entrât de l'air par tout autre en-droit que parle tuyau. En chan-geant ainfi la difpofition des fou-papes, il eft évident qu'on peut rendre toutes fortes de foufflets propres à afpirer l'air d'un lieu quelconque , ou à y porter de nouvel air. On pourroit donc employer à cet ufage les grands foufflets de forge, principalement ceux qui font entiérement conftruits de bois ; mais ces foufflets font grands, embarraffants, peu commodes à tranfporter d'un lieu à un autre, & d'une exécution difficile. Les foufflets de M. Hales, qu'on connoît fous le nom de *ventilateurs*, n'ayant aucun de ces défauts, & fatisfaifant à tout ce qu'on peut defirer, méritent affurément la préférence : leur méchanique eft fimple, leur conftruction peu couteufe, leur fervice commode, leur folidité à l'épreuve de la mal-adreffe des gens les plus groffiers : il n'entre point de cuir dans leur compofition, & ils peuvent mettre en jeu une grande maffe d'air. Tous ces avantages, joints aux expériences réitérées qu'on en a faites en Angleterre & en France , nous engagent à en donner ici une defcription abrégée , quoiqu'elle fe trouve déja imprimée dans plufieurs ouvrages, mais c'eft uniquement dans la vue d'épargner la peine de la chercher ailleurs qu'ici.

Pour fe former une idée de ces foufflets , il faut fe repréfenter deux caiffes de bois de chêne ou de fapin , plates , & pofées à côté l'une de l'autre , telles que dans la figure 5 , Planche II , A E F C , E B F D. Ces deux coffres ont chacun leur jeu particulier , & indépendant l'un de l'autre , de forte que chaque coffre forme un foufflet , qui afpire & refoule en même temps.

Ces coffres doivent être affez exactement joints , pour que l'air ne puiffe s'échapper par les affemblages ; mais comme on doit éviter de les faire pefants , parce que dans les vaiffeaux on peut

être souvent obligé de les changer de place , on pourra les conftruire avec du fapin affez mince ,
& recouvrir tous les joints avec
de la toile trempée dans du bray.

Au bout C F , F D de chaque
coffre , font quatre grandes foupapes établies fur un bâtis de
menuiferie I I , K K : deux de
ces foupapes G permettent à
l'air de l'intérieur de la caiffe de
fortir , pendant que les deux autres , marquées H , permettent
à l'air extérieur d'entrer dans la
même caiffe.

La figure 6 , qui repréfente
une de ces caiffes , de laquelle
on a enlevé le côté D B, laiffe
appercevoir le diaphragme, qui
n'eft autre chofe qu'une planche
mince & légere , qu'on attache
avec deux couplets à la traverfe
I du devant de la caiffe : ainfi il
fe faut former l'idée d'un volet
tellement mobile par fon extré-

mité I L , qu'en lui imprimant un mouvement vertical , par le moyen de la tringle P qu'on hausse & baisse , on fait parcourir à ce diaphragme l'espace renfermé par les lignes ponctuées M N , M O. Maintenant remettons à sa place la planche D B, que nous avons supposée enlevée , pour faire concevoir l'effet du jeu du diaphragme ; & on verra que , quand on porte vivement le diaphragme de N en O , la masse d'air contenue dans le prisme triangulaire, dont un des côtés est représenté par N M O , est chassée dehors par la soupape G , pendant qu'une pareille masse d'air entre dans la capacité du soufflet par la soupape H, supérieure à l'attache du diaphragme. Le contraire arrive quand on porte le diaphragme de O en N ; l'air alors entre par la soupape H, & sort par la soupape G.

Confidérant enfuite les deux coffres , ou les deux foufflets placés à côté l'un de l'autre, fi l'on hauffe & baiffe les tringles P , au moyen du levier où elles aboutiffent , pour agiter les diaphragmes , il eft évident que l'air fera continuellement afpiré par les foupapes H , & expiré par les foupapes G, d'où il réfultera un fouffle & une afpiration continuelle.

Il faut faire enforte que la planche , qui forme le derriere du foufflet E B (*fig. 5.*) ou N O (*fig. 6.*) foit un peu bombée, afin que le diaphragme joigne plus exactement le fond de la caiffe en dedans ; de plus , il faut que les foupapes foient légeres , les tenir les plus grandes qu'il fera poffible , augmenter plutôt les dimenfions des foufflets en longueur ou en largeur qu'en épaiffeur ; que la tringle P foit jointe

au diaphragme par une espece
de verouil qui puisse tourner en
liberté dans des crampons A
(*fig.* 7.) ; que le dessus de la
caisse soit percé d'une espece de
mortoise Q, afin que la verge P
puisse se mouvoir verticalement
& sans frottement ; & pour empêcher qu'il ne s'échappe que
très-peu d'air par cette mortoise, on fera bien de la couvrir
d'une petite planche quarrée T
(*fig.* 5.) qui soit à coulisse dans
les deux tasseaux V V. Le diaphragme doit être mince , sur-
tout vers le côté où est attachée la tringle P. Enfin les deux
soufflets ne font, pour l'ordinaire, qu'une seule caisse , divisée
en deux par une cloison qui ne
s'apperçoit que dans l'intérieur;
on ne les a séparées dans la figure , que pour faire concevoir
plus aisément la méchanique
des soufflets. En réunissant les

deux foufflets dans une même caiffe, il fera plus aifé d'établir en S S K K, une caiffe (*fig.* 8.) pour recevoir le vent des deux foufflets : cette caiffe forme une efpece de fommier, qui recevra l'air des quatre foupapes G G, G G, & qui le portera dans le tuyau, qu'on ajuftera en T, qu'on fera aboutir à l'endroit où l'on veut purifier l'air, foit en y portant de nouvel air, foit en pompant l'air infect : car nous avons dit qu'en changeant la difpofition des foupapes, on pourroit produire l'un ou l'autre effet ; mais on fera bien de couvrir d'un treillis de fil de fer X X, l'ouverture des foupapes H H, qui ne feront pas renfermées dans le fommier, pour en empêcher l'entrée aux rats qui pourroient y caufer du défordre.

Il eft évident qu'on peut augmenter

menter ou diminuer les dimenfions de ces foufflets , fuivant la
grandeur des vaiffeaux ; mais
pour prouver combien ces foufflets font propres à renouveller
l'air , nous allons rapporter quelques expériences qui ont été
exécutées avec foin.

» Dans l'expérience qui a été
» faite dans la frégate que com-
» mandoit M. de Morogue, cha-
» que coffre des foufflets dont
» on faifoit ufage , avoit 20 pou-
» ces de largeur , 12 pouces d'é-
» paiffeur, $4\frac{1}{2}$ pieds de longueur:
» toutes ces dimenfions étoient
» prifes de dedans en dedans.

» Deux hommes , fans fe fa-
» tiguer , donnoient aifément ,
» pendant une demie-heure , 60
» coups par minute ; & comme
» chaque foufflet afpiroit ou
» répandoit 7 pieds cubes d'air
» par coup , il en pouvoit four-
» nir plus de 25000 par heure.

K

» Or il eſt évident qu'un pareil
» volume d'air infeɛt, pompé de
» la cale, doit beaucoup influer
» ſur l'état de l'air ſtagnant, &
» le diffiper affez abondamment,
» pour qu'après un eſpace de
» temps affez court, la mauvai-
» ſe qualité de l'air de la cale ou
» de l'entrepont ne ſoit plus ſen-
» ſible ; & c'eſt ce qui a été
» exaɛtement prouvé dans l'ex-
» périence dont on rend compte.
» Les foufflets avoient été pla-
» cés ſur le tillac d'arriere, com-
» me en I (*fig.* 1. *Pl. I.*), au-
» deffus d'une écoutille *n* : l'air
» étoit porté dans la cale par
» des tuyaux ou porte-vents de
» bois mince I K , de ſix pouces
» en quarré : (il auroit été mieux
» de les faire de huit). Ces
» tuyaux de conduite s'ajuſtoient
» bout à bout, & ils faiſoient des
» angles aux retours comme on
» le voit en *n*. (Ces tuyaux de

» bois, bien calfatés, font préfé-
» rables aux manches de cuir,
» qui font fujettes à faire des plis
» ou à s'affaiffer) : les écoutilles
» de la cale étant fermées avec
» des peaux ou des prélats, l'air
» de la cale aux vivres a tou-
» jours été purifié en une demie-
» heure de temps, fans qu'il y
» foit refté aucune mauvaife
» odeur ; de forte que l'air qu'on
» y refpiroit paroiffoit auffi pur
» que celui de dehors.

    » En brûlant des parfums vis-
» à-vis les foupapes d'infpira-
» tion, on rempliffoit la cale de
» fumée, au point de ne pouvoir
» refter fans être fuffoqué ; mais
» en très-peu de temps ces va-
» peurs étoient diffipées par le
» grand effet des foufflets ».
Cette feule expérience fuffit
pour prouver qu'on peut en très-
peu de temps, & fans beaucoup
de travail, renouveller totale-

ment l'air d'une cale.

Pour nous assurer du prompt effet des soufflets de M. Hales, nous fîmes brûler , dans une petite salle des Invalides, de la paille mouillée , jusqu'à ce qu'on ne pût plus se voir , & qu'on fût prêt à être suffoqué ; alors on fit agir les soufflets , & la fumée fut entiérement dissipée en moins d'un quart-d'heure : en voilà , ce me semble , assez pour prouver que l'effet des soufflets est très-prompt ; mais comme on a peine à adopter des usages auxquels on n'est point accoutumé, on reproche à ces soufflets d'être embarrassants , & de donner un surcroît de travail aux équipages. Pour ce qui est du premier reproche , les Capitaines pourront choisir , entre les différents soufflets dont nous avons donné la description, celui qui leur causera le moins

d'embarras , & en évitant de ne
point conſtruire ceux de M. Hales avec du bois trop peſant ni
trop épais , on pourra les tranfporter facilement d'un lieu dans
un autre ; de plus , ſi ce reproche a lieu en temps de guerre ,
il n'eſt d'aucune valeur en temps
de paix : un vaiſſeau eſt toujours
aſſez grand pour contenir deux
cages à poules de plus , & c'eſt
tout l'eſpace que peut occuper
un ſoufflet double. Le travail
que les ſoufflets donneront à l'é-
quipage , mérite encore moins
d'attention, puiſque celui qu'exigent ces ſoufflets eſt plutôt un
exercice utile à la ſanté , qu'u-
ne peine ou une fatigue. Mais
nous allons ſatisfaire à toutes
les objections , en propoſant
d'autres moyens qui ne deman-
deront aucun ſoin.

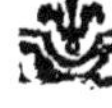

ARTICLE XIV.

Moyen de renouveller l'air par le secours du feu.

Il est évident que si l'on établissoit dans la ventouse $t, o, u,$ $t, n, u,$ vers D (*Pl. I. fig. 1.*) un petit poële semblable à L, l'air de cette ventouse, étant échauffé & raréfié, deviendroit plus léger, & par conséquent il acquerroit plus de disposition à s'élever. Si l'on se rappelle ce que nous avons dit, que l'air infecté s'éleve de lui-même par les ventouses, à cause de sa légéreté, il sera évident que l'effet de la ventouse en sera plus considérable, lorsqu'il sera augmenté par la chaleur de ce petit poële. Nous ne disons point ceci dans la vue d'engager à placer en D un petit poële;

mais afin que les Officiers , bien perfuadés du bon effet qu'il y produiroit , effay.ent s'il n'y au-roit pas d'inconvénient à le pla-cer en cet endroit ; finon de chercher à produire un effet femblable en profitant, par exem-ple , de la chaleur du four. Et à cette occafion, je ferai encore obferver que , s'il étoit poffible d'avoir dans les vaiffeaux une place libre , femblable à *t , o , u , t , n , u* , où il y eût un courant d'air chaud , qu'on pourroit re-garder comme une étuve , on en pourroit tirer un très - bon parti, pour y faire deffécher les hardes des matelots lorfqu'elles auroient été mouillées : car il eft d'expérience que les hardes , & les autres corps qui ont été expofés à la chaleur un peu vive d'une étuve , y perdent en gran-de partie la mauvaife odeur qu'elles avoient contractées , ce qui prouve qu'elles ont été purifiées par cette chaleur. Mais nous prions qu'on n'envifage ceci que comme des idées générales qui demandent , avant d'être mifes en pratique , & pour devenir utiles , d'être convenablement employées , & pour ainfi dire, rectifiées par les Officiers qui, s'intéreffant à la fanté de leurs équipages , voudront bien en faire l'objet de leurs réflexions. Paffons à quelque chofe de plus pofitif.

Il n'eft pas douteux que le feu s'éteindroit dans un poële, fi l'air extérieur ne s'y introduifoit continuellement : cet air, qui s'échauffe dans le corps & dans le tuyau du poële, étant devenu plus léger que l'air froid, s'éleve & fort avec la fumée. Il fe feroit donc un vuide dans le poële, s'il n'y entroit pas continuellement de l'air frais, pour

remplacer

remplacer celui qui en fort :
c'eft-là la caufe qui détermine un
courant d'air extérieur à paffer
au travers d'un poële tant qu'il
eft allumé , ou qu'il conferve de
la chaleur : l'air qui entre dans
les poëles à cloche (tel que celui L de la *fig*. 1. *Pl. I.*) peut
s'introduire par l'entrée qui eft
pratiquée ordinairement à l'un
des côtés , ou par un trou qui
eft placé au fond : quand on ferme l'ouverture de côté de ces
fortes de poëles , alors l'air qui
doit paffer au travers , ne peut y
pénétrer que par l'ouverture du
fond. Si donc on ajufte à cette
ouverture le tuyau M , il eft évident que ce tuyau pompera l'air
de l'endroit auquel il répondra ;
ainfi , dans l'hypothefe préfente, le poële L pompera le mauvais air de la portion M de la
cale. On conçoit par-là que le
feu fournit un moyen bien puif-

L

fant pour renouveller l'air des vaiffeaux. On peut augmenter la rapidité du courant d'air, en allongeant le tuyau N, qui décharge la fumée, parce que plus ce tuyau fera long, plus la colonne d'air échauffé aura d'étendue, & par conféquent, plus il y aura de puiffance pour augmenter la vîteffe du courant; car on peut comparer l'effet de l'air chaud qui s'éleve dans un tuyau, à celui du pifton d'une pompe.

C'eft en partant de ces principes que M. Samuel Sutton, en Angleterre, & nous en France, avons effayé de profiter de la chaleur du feu des cuifines, pour produire le renouvellement d'air dont il eft ici queftion. Je n'avois alors aucune connoiffance des expériences que M. Sutton faifoit, ou avoit pu faire à ce fujet en Angleterre;

& j'ai tout lieu de croire que M. Sutton ignoroit abſolument que je m'occupois ici de ce même objet; je crois même que cette idée s'étoit préſentée à M. Sutton avant qu'elle me fût venue à l'eſprit. Quoi qu'il en ſoit, M. Sutton ne travailloit que d'après les cuiſines Angloiſes, & moi d'après celles qui ſont en uſage en France ; ce qui nous mettoit dans des cas fort différents, comme on va le voir.

» On ſait que les Anglois ne
» brûlent, dans les cuiſines de
» leurs vaiſſeaux, que du char-
» bon de terre ; & que, comme
» le foyer de leurs cheminées
» eſt fermé de la même maniere
» que nos poëles, le feu s'y
» éteindroit, ſi le ſouffle de l'air
» ne l'entretenoit continuelle-
» ment. Il a donc ſuffi à M. Sut-
» ton, pour parvenir à tirer l'air
» des cales, d'établir des tuyaux

» semblables à celui marqué
» M, (*Pl. I. fig. 1.*) qui abou-
» tissoient par un bout au four-
» neau de la cheminée, & qui
» descendoient dans la cale par
» l'autre » . Il est évident que le
feu du fourneau étant allumé,
& la porte fermée, il s'établissoit, tant que la chaleur y sub-
sistoit, un courant d'air qui devoit pomper l'air de la cale :
c'est en ne faisant que ce très-
léger changement aux four-
neaux usités en Angleterre, que
M. Sutton est ainsi parvenu à
en faire une pompe qui aspire
très-puissamment l'air infecté de
la cale ; mais pour tirer tout l'a-
vantage possible d'un pareil
fourneau, il faut 1° : Que le
tuyau qui est au dessous de ce
fourneau, se termine immédiatement au dessous des bordages
du premier pont, lorsqu'il s'agit
de purifier la cale : 2°, Que le

tuyau, qui décharge la fumée, s'éleve d'une certaine hauteur au deſſus du pont où la cuiſine eſt établie ; nous en avons dit la raiſon : 3°, Pour éviter tout accident du feu, on doit n'employer que des tuyaux de tôle : 4°, Il ſera bon de mettre au deſſous du tuyau qui doit aſpirer les vapeurs, une eſpece de calotte de fer M , pour recevoir les charbons enflammés qui pourroient tomber dans ce tuyau.

Quant à moi, comme j'avois en vue de renouveller l'air des vaiſſeaux par le moyen de la chaleur des cuiſines que nous pratiquons dans nos vaiſſeaux, & comme ces cuiſines ſont très-différentes de celles des Anglois, puiſqu'en France on n'y brûle que du bois qu'on place ſur un foyer ouvert, je propoſai de faire mettre, ſous le foyer

de ces cuisines , un coffre qui
seroit recouvert d'une forte pla-
que de fer ; de faire aboutir à
ce coffre un tuyau qui pût descendre dans la cale , & de faire
partir de ce même coffre un autre tuyau quarré , le plus large
qu'il seroit possible , qu'on placeroit dans l'épaisseur de la cloison qui sépare la cuisine du Capitaine de celle de l'équipage.
Ce projet a été exécuté sur deux
frégates ; mais , dès avant leur
départ , nous nous étions bien
apperçus que le renouvellement
d'air seroit très-lent & peu considérable , parce que nous n'a-
vions pas été les maîtres de donner aux tuyaux un aussi grand
diametre que nous l'aurions de-
siré. Néanmoins , au retour d'u-
ne campagne que ces frégates
firent vers les pays chauds , un
des Capitaines nous assura que
ses vivres s'étoient très - bien

conſervés. Cela n'empêcha cependant pas, lorſque nous eû-
mes connoiſſance de l'ajuſte-
ment des cuiſines de M. Sutton,
de convenir qu'il étoit bien préférable à celui que nous avions
imaginé. En conſéquence, ſi
l'on vouloit ſe procurer, par le
moyen des cuiſines, un renouvellement d'air conſidérable,
il faudroit adopter, ſur les vaiſſeaux, l'uſage de certaines cuiſines économiques qui ont été
propoſées pluſieurs fois. Le feu
y eſt renfermé comme dans un
poële ; & à la partie ſupérieure,
il y a des ouvertures pour recevoir les marmites & les caſſe-
roles ; des eſpeces de tiroirs,
qui forment de petits fours, pour
cuire quelques pieces de pâtiſ-
ſerie ; enfin, des ouvertures
pour rôtir les viandes. Si l'on
pouvoit, ſans inconvénient,
adopter ces cuiſines dans nos

vaiſſeaux , on en retireroit le double avantage de faire une grande économie ſur le bois , & de ſe procurer un moyen très-commode de renouveller l'air de la cale & de l'entrepont.

Nous avons expoſé pluſieurs moyens de renouveller l'air des différentes parties de l'intérieur des vaiſſeaux ; & il eſt à préſumer que les Capitaines, qui ſeront bien convaincus du dangereux effet que la corruption de l'air peut produire ſur la ſanté de leurs équipages , ſe trouveront engagés , par des motifs d'humanité , & par l'importance qu'il y a à ménager des hommes auſſi précieux à l'Etat, à faire tous leurs efforts pour entretenir, dans leurs vaiſſeaux , un air ſain , ſoit par une très-grande attention ſur la propreté , ſoit en établiſſant , dans toutes les parties des vaiſſeaux , un renou-

vellement d'air presque continuel. On fera bien encore, pour
y entretenir la salubrité de l'air,
d'user de parfums : ce sera l'objet de l'article suivant.

ARTICLE XV.

Que les parfums peuvent contribuer
à rétablir l'air mal-sain.

QUOIQUE l'on n'ait pas encore acquis des idées bien pré-
cises sur la nature des vapeurs ,
on a pu voir , au commencement de ces mémoires , qu'il y
en a de très-nuisibles à la santé ;
soit qu'elles agissent sur le corps
des animaux , à raison de leur
humidité qui relâche les fibres ,
ou qu'elles contiennent une
qualité maligne , ou pernicieu-
se, qui corrompe la masse des
liqueurs , soit en s'y introduisant
par les pores absorbants de la

peau, foit en s'infinuant dans les poumons par la refpiration, foit en fe mêlant avec la falive , & paffant ainfi dans l'eftomac & les inteftins , foit en agiffant immédiatement fur la membrane pituitaire : de quelque façon que cela s'opere , on a reconnu que la chaleur accompagnée d'humidité , produit quantité de vapeurs putrides. Rien n'accélere plus la putréfaction que ces mêmes circonftances de chaleur & d'humidité : c'eft probablement ce qui fait que les équipages font plus expofés aux maladies , dans les vaiffeaux nouvellement conftruits , que dans ceux qui ont déja fait plufieurs campagnes. M. Lind , célebre Médecin Anglois , attribue les maladies , qui font fi fréquentes fur les vaiffeaux nouvellement conftruits , à la prodigieufe quantité d'exhalaifons qui s'é chappent des bois neufs ; on a reconnu en effet que dans les pays chauds , les maladies font très-communes dans les faifons des pluies , parce que l'eau, qui tombe alors , eft fur le champ réduite en vapeurs , par la gran- de chaleur qui y regne.

Nonobftant ces remarques , & ce que nous avons dit au commencement de ces mémoi- res , fur les vapeurs nuifibles à la fanté , il eft démontré qu'il y a des vapeurs falutaires , puif- que les Médecins confeillent , avec fuccès , les fumigations aromatiques , pour guérir les maux de poitrine , les douleurs de nerfs , &c.

Il eft probable que ce n'eft pas fans fondement , qu'on a tou- jours regardé le vinaigre comme un préfervatif contre les mala- dies contagieufes : M. Lind , que je cite toujours avec con-

fiance, dit que l'ufage du vinaigre foulage ceux qui font pris
d'ivreffe : il rapporte, à ce fujet, l'exemple d'un accident arrivé à un garçon de boutique
d'un Droguifte, qui s'étant trouvé mal, pour avoir refpiré des
vapeurs d'opium qu'il réduifoit
en poudre, ne reçut de fecours
plus efficace que celui d'une
éponge imbibée de vinaigre,
qu'on lui porta au nez & à la
bouche : ce remede le mit en
état de prendre intérieurement
des acides.

J'ai été témoin d'un fait à
peu près pareil. Un jeune homme étoit tombé en fyncope,
avec perte de connoiffance,
pour avoir refpiré les vapeurs
de charbon de bois qu'on allu-
moit : du vinaigre très - fort
qu'on lui mit fous le nez, le fit
revenir fur le champ. L'ufage
d'employer du vinaigre, pour

faire revenir ceux qui tombent
en foiblesse, est commun ; mais
je soupçonne que, dans les cas
que je viens de citer, le vinaigre agit moins comme stimulant
qu'à raison d'une qualité salu-
taire qu'il imprime à l'air qu'on
respire ; car il n'y a personne qui
n'ait ressenti du plaisir à respirer
la vapeur du vinaigre, dans les
jours disposés à l'orage, où l'air
étant moins propre à la respiration, on est contraint de prendre de fréquentes & profondes
respirations : ainsi il est assez
bien prouvé qu'il est avantageux
d'asperger de bon vinaigre les
entreponts, & sur-tout le poste
des malades.

Le salpêtre, qui entre dans la
poudre à canon, raréfie l'air
lorsque cette poudre s'enflam-
me ; parce que, suivant les expériences de M. Hales, il produit une grande quantité d'air

élaftique, ce qui doit être très-
utile dans l'entrepont des vaiffeaux. Il eft vrai que le foufre qui
entre dans la compofition de la
poudre, abforbe, en brûlant, une
partie de l'air qui eft produit par
le falpêtre ; mais outre qu'on a
expérimenté que cette portion
d'air abforbé eft fort petite, il
eft encore certain que les vapeurs du foufre brûlant, font
plus propres que toute autre
chofe à arrêter la fermentation,
& par conféquent la corruption:
on n'ignore pas que cette vapeur empêche la fermentation
des liqueurs , qui ont le plus
de difpofition à fermenter, telles que le vin , la biere, &c.

Joignons à cela qu'on eft dans
la perfuafion que la vapeur du
foufre eft très-propre à définfecter les marchandifes qui viennent
des pays fufpects de contagion.
Ces obfervations nous obligent

à applaudir à la précaution que prennent quelques Capitaines, de faire brûler de temps en temps, dans l'entrepont de leurs vaiſſeaux, du poulevrin détrempé avec du vinaigre, ou de parfumer l'entrepont avec du vinaigre verſé ſur un boulet rougi au feu : mais à l'égard de cette derniere pratique, j'eſtime que l'aſperſion du vinaigre eſt encore préférable à ſa vapeur ; parce qu'en le jettant ſur le fer rougi, il ſe trouve des parties de tartre qui, en ſe brûlant, forment une fumée déſagréable, & qui pourroit même devenir nuiſible, ſi elle étoit portée à un certain point ; & c'eſt ce qui fait qu'on ne reſſent pas le même plaiſir à reſpirer la vapeur du vinaigre, qu'à recevoir ſon odeur. Nous ajouterons, comme une conſéquence de ce que nous avons dit de la vapeur du ſou-

fre , qu'on feroit très-bien , lorfqu'on fe trouve dans certaines
rades, de profiter du beau temps
pour en parfumer les foutes &
les entreponts , en prenant les
précautions convenables pour
éviter les accidens du feu, & pour
empêcher que ceux qui feroient
chargés de cette opération foient
étouffés. Pour cet effet, après l'o-
pération , avant de rentrer dans
les foutes , il faudroit les éventer
par quelques-uns des moyens
que nous avons propofés ; on
fera bien encore de s'affurer ,
par l'épreuve d'une chandelle
allumée , fi l'air eft rétabli ,
& dans un état convenable
pour être refpiré. Voici des expériences qui prouvent , qu'a-
vec le ventilateur ; on peut
diffiper affez promptement les
vapeurs qui ont été répandues
dans les foutes.

» On a fait brûler , vis-à-vis
les

» les foupapes afpirantes du
» foufflet ou ventilateur éta-
» bli fur une frégate , du gou-
» dron & du foufre : la cale fut
» remplie de fumée , de maniere
» à n'y pouvoir prefque pas ref-
» ter fans être fuffoqué ; mais
» cet air fut diffipé en moins
» d'une demie-heure , fans laif-
» fer , dans la cale , aucune
» odeur de la vapeur qui y avoit
» été portée. Cette expérience
» concourt avec celles qui ont
» été rapportées ci-deffus , à fai-
» re voir combien le foufflet de
» M. Hales a de pouvoir pour
» pomper l'air ; & auffi, qu'il peut
» être employé utilement pour
» porter des parfums dans tou-
» tes les parties des vaiffeaux.
» On pourroit conduire cette
» opération de la maniere fui-
» vante.

» Quand le vaiffeau auroit été
» bien nettoyé , on fermeroit

M

» toutes les écoutilles & les fa-
» bords ; puis, avant de faire
» branle-bas , on brûleroit du
» foufre dans une chaudiere de
» fer , qu'on placeroit devant les
» foupapes afpirantes du fouf-
» flet , & l'on enverroit la va-
» peur dans l'entrepont, où les
» hamacs feroient fufpendus.
» Au bout d'une demie-heure
» ou d'une heure, on feroit jouer
» les foufflets , & l'on ouvriroit
» les écoutilles & les fabords, a-
» vant d'entrer dans l'entrepont;
» & quand la plus grande partie
» des vapeurs feroit diffipée, on
» feroit branle-bas pour éventer
» les hardes de l'équipage. En-
» fin, pour diffiper entiérement
» l'odeur défagréable du foufre,
» on pourroit envoyer dans l'en-
» trepont des vapeurs aromati-
» ques, en y faifant promener
» une cuillier de fer rougie au
» feu, dans laquelle on jetteroit

» petit à petit de la raiſine , ou
» du goudron, ou de la graine
» de genievre , ou du poulevrin
» détrempé avec du vinaigre ,
» ou d'autres aromates de peu
» de valeur. Enfin , on emploie-
» roit tous les moyens poſſibles
» pour bien éventer les endroits
» parfumés ; enſuite de quoi les
» équipages reprendroient leurs
» poſtes , & ils y trouveroient
» un air devenu fort ſain » .

ARTICLE XVI.

Quelques réflexions relatives aux malades des vaiſſeaux.

Il est évident , après ce qui
a été dit plus haut , que les malades ne peuvent être plus mal
placés que dans la cale ; c'eſt
l'endroit du vaiſſeau où l'air eſt
le plus corrompu ; & le ſéjour
des malades ne pouvant qu'aug-

menter cette corruption , il s'en
doit fuivre l'altération des vivres ; point très-important à la
confervation de la fanté de tout
l'équipage d'un vaiffeau.

On convient bien que, dans
les circonftances d'un combat,
on eft contraint de porter les
malades & les bleffés dans la
cale ; mais fi l'on eft bien con-
vaincu des accidents qui en
peuvent réfulter, tant pour la
confervation des malades , que
pour celle des vivres , on ne
les y laiffera que le moins qu'il
fera poffible. Le pofte le plus
convenable eft, fans contredit,
celui où il fera plus facile de renouveller l'air , non-feulement
pour la confervation des malades, mais encore pour celle de
tous les autres gens de l'équipage qui, participant à l'air infecté, peuvent contracter promptement des maladies. Car il faut

bien remarquer que certaines maladies qui, de leur nature, ne font point contagieufes, deviennent telles quand on les laiffe porter dans l'air un certain degré de corruption. Ceci regarde ceux qui foignent les malades, & la partie de l'équipage qui eft en fanté; car fi un air infecté & corrompu incommode les gens fains, au point de les faire tomber en foibleffe, combien, à plus forte raifon, ce même air mal-fain doit-il fatiguer des malades, auxquels la moindre fecouffe peut donner la mort? Voici les précautions qui paroiffent convenables pour prévenir ces accidents.

1°. Etablir le pofte des malades dans un lieu de l'entrepont, où il ne répondroit point d'écoutille d'un entrepont inférieur ni de la cale; parce que l'air, qui vient de ces endroits, eft prefque toujours très-mal-fain.

2°. Faire conftruire dans l'entrepont, avec des planches minces ou des toiles à prélat, une
cloifon qui féparât les malades
de la partie de l'entrepont, où
couchent les matelots fains, afin
que ceux-ci ne puiffent refpirer
un air mal-fain ou contagieux.

3°. Pratiquer, au pont qui
couvre les malades, une ventoufe, à peu près femblable à
celle *t t*, *u u*, (*Pl. I. fig.* 1.)
qui s'éleveroit un peu au deffus
du pont le plus élevé, pour donner une iffue au mauvais air, &
l'empêcher de fe répandre dans
les endroits occupés par les
gens de l'équipage qui font en
fanté.

4°. Prêter une finguliere attention à entretenir très-pro-
prement les malades, & le lieu
qu'ils occupent.

5°. Procurer à cet endroit un

fréquent renouvellement d'air,
non pas en y portant immédiatement un air nouveau qui pourroit, par fa fraîcheur, incom-
moder les malades, mais en
pompant l'air infecté ; parce que
l'air qui entrera, par une infinité
d'endroits, pour remplacer celui qu'on pompera, ne produira
pas le fouffle incommode qu'il
eft à propos d'éviter.

6°. Dans les efcadres, on
fera toujours très - bien d'é-
tablir un vaiffeau deftiné à fervir
d'hôpital : c'eft un excellent
moyen pour empêcher la pro-
pagation des maladies ; & l'on
doit, fur ce vaiffeau, employer,
avec la plus grande attention,
les précautions dont nous par-
lons, à l'égard du pofte des malades.

7°. Les Chirurgiens & les
gardes feront très-bien de mettre pardeffus leurs habits, lorf-

qu'ils auront à fervir les malades , un fourreau de toile cirée,
qui empêchera que leurs vêtements ne s'imbibent du mauvais
air : quand ils fortiront d'auprès
les malades , ils quitteront ces
fourreaux , fe laveront les mains
& le vifage avec un peu de vinaigre , & feront une promena-
de fur le gaillard , avant d'entrer
dans l'entrepont & dans les
chambres ; & , fuivant la nature
des maladies , ils pourront prendre un peu de vin aromatifé,
foit avec le Quinquina, foit avec
l'*Enula Campana* , foit avec des
plantes anti-fcorbutiques.

Enfin , les Officiers feront
très-bien de ne point fouffrir
que les mêmes gens reftent trop
long-temps auprès des malades.
On doit, fur-tout , porter une
finguliere attention à ce qu'on
ne faffe fervir les hardes ou le
hamac d'un malade à un homme
fain,

fain; car il eft prouvé que les maladies contagieufes fe communiquent principalement par les étoffes. On a vu, dans des temps de pefte, que des familles entieres fe font préfervées de la contagion, en fe renfermant dans leurs maifons, quoiqu'ils reçuffent leurs vivres par des gens attaqués de la contagion, & qu'ils converfaffent par des fenêtres peu élevées avec des peftiférés qui mouroient quelquefois en leur parlant; pendant qu'un fimple haillon porte infailliblement la pefte. J'en ai eu une preuve bien décifive, dans la maladie qui a fait périr tant de beftiaux en France & ailleurs. Un de nos Fermiers a confervé toutes fes vaches en les tenant renfermées dans l'étable, en empêchant fes fervantes d'entrer dans les étables infectées, & que celles de fes

N

voisins , dont les vaches mouroient de la maladie, n'entraffent
dans les fiennes.

Nous croyons donc que , fi
l'on étoit obligé de fe fervir des
hardes ou des hamaçs qui auroient déja fervi à des malades,
il faudroit ne les employer qu'a-
près les avoir lavés , parfumés
& paffés dans une étuve bien
chaude. Ces opérations paroî-
tront pénibles ; mais on a dans
les vaiffeaux affez de bras pour
les exécuter , & elles doivent
plutôt être envifagées comme
un exercice utile à la fanté , que
comme un travail ; de plus , ce
travail a un objet bien intéreffant ; car un feul malade atta-
qué d'une maladie contagieufe,
peut, fi l'on néglige les précautions convenables , infecter en
très-peu de temps l'équipage
entier : c'eft dès fon origine ,
qu'il faut détourner un foible

courant d'eau ; car quand il eſt devenu torrent, il eſt capable de renverſer tous les obſtacles qu'on lui oppoſe ; ou plutôt, c'eſt lorſque l'équipage ſe porte bien, & avant que les maladies ſe ſoient déclarées, qu'il faut prendre toutes ſortes de précautions pour les prévenir, & ne pas attendre, comme on fait ordinairement, à mettre en uſage tous les moyens qu'on peut imaginer à la hâte, lorſque tout un équipage eſt ſur les quadres. Après avoir parcouru, avec autant de ſoin qu'il m'a été poſſible, tous les moyens de mettre l'air dans un état de ſalubrité, qui puiſſe contribuer à entretenir les équipages en ſanté, il faut maintenant examiner ce qui regarde les vivres ; car les aliments influent certainement beaucoup ſur la ſanté.

N ij

ARTICLE XVII.

Des attentions qu'il faut apporter aux aliments, pour conserver la santé des équipages.

IL seroit superflu d'insister sur le soin qu'il faut apporter à n'embarquer que des vivres bien conditionnés, chacun dans leur espece; puisqu'il y a dans les ports des Commissaires & d'autres Officiers qui y portent sans doute une singuliere attention. Il est même bien rare que les Officiers manquent d'attention à cet égard; ainsi on peut compter que le biscuit, les salaisons, les légumes, le vin & l'eau-de-vie sont de bonne qualité; & si quelquefois il se trouve quelqu'une de ces provisions mal conditionnée, ce ne peut être que dans des cas particuliers, preſſants & imprévus, qui ne doivent être de nulle conſé-quence dans l'occaſion préſente, où il ne s'agit que de conſidéra-tions générales. Il eſt donc im-portant d'apporter toutes ſortes d'attentions pour éviter que les proviſions ne s'alterent que le moins qu'il eſt poſſible dans le cours d'une campagne. Une des meilleures précautions eſt d'entretenir, autant qu'on le pourra, l'air de la cale dans un état de pureté & de fraîcheur, afin qu'il ne puiſſe occaſionner aucune fermentation.

On a coutume d'attribuer la plupart des maladies, & prin-cipalement le ſcorbut, à l'uſage des viandes ſalées : nous ne ſommes pas éloignés de ce ſen-timent, par les raiſons que nous avons déja apportées, & encore parce qu'on remarque que la ſanté des équipages ſe rétablit,

lorfqu'ils peuvent féjourner
quelque temps dans des relâches où la pêche eft bonne, &
où ils peuvent fe nourrir de
poiffon frais. C'eft peut-être
auffi à l'ufage de cet aliment,
qu'on peut attribuer la bonne
fanté des équipages qui vont à
la pêche de la morue. Il faut
cependant convenir, qu'outre
cela, dans ces relâches, l'équipage y trouve ordinairement de
bonne eau, quelquefois des
fruits, ou différentes herbes
prefque toutes anti-fcorbutiques; & fi l'on joint à tous ces
fecours la faculté d'y refpirer
un bon air, tout concourra au
rétabliffement de la fanté. Il
faut donc, pour profiter de ces
avantages, éviter de fe porter
dans des lieux marécageux &
abrités du vent: il faut avoir
encore la précaution de fe pourvoir, avant le départ, de hame-

çons, de harpons, de filets , en
un mot de touts les inftruments
qui peuvent fervir à fe procurer des pêches abondantes. Mais
on eft obligé de revenir à fe
nourrir de viandes falées , dont
l'ufage continuel ne peut être
fain.   On voit cependant quelquefois des équipages réduits à
cette feule nourriture, & qui fup-
portent de longues campagnes
fans éprouver aucunes maladies.
On peut répondre à cela, que des
tempéraments robuftes peuvent
fupporter pendant un temps une
unique caufe de maladie , &
n'être pas affez forts pour réfifter à plufieurs caufes qui fe
compliquent.

Si donc on penfoit, ce qui
eft très-probable, que l'ufage
continuel des viandes falées &
des légumes, pût occafionner
des maladies, il faudroit peu à
peu effayer d'y fubftituer des

N iv

aliments plus fains, tels que le gruau, le riz, l'épeautre, la femoule : ces aliments farineux font très-nourriffants & de facile digeftion ; puifqu'ils conviennent aux enfants & aux convalefcents , on peut préfumer que des hommes fains & robuftes s'en accommoderoient auffi très-bien, d'autant que c'eft à peu près la bouillie ou le far dont les Bretons les plus vigoureux fe nourriffent prefque uniquement. Mais, dira-t-on, on en a fait l'épreuve, & les équipages refufoient de manger leur ration. Cela peut être vrai ; mais c'eft peut-être auffi la faute de ceux qui la leur préparoient. Dans certaines années de difette, on a diftribué dans les campagnes du riz qui a été prefque perdu, par la raifon que les payfans qui ne favoient pas faire crever à propos ce mets,

ni l'aſſaiſonner convenablement,
ne pouvoient le manger ainſi mal
apprêté ; mais dans les endroits
où les Seigneurs ſe donnoient
la peine de le faire apprêter avec
ſoin, les pauvres gens s'en ac-
commodoient très-bien. Voici
comme nous avons fait préparer le riz dans ces temps de
calamité.

On faiſoit bouillir long-
temps dans une grande chaudiere des têtes, des pieds, des
cœurs de bœuf, coupés par mor-
ceaux, avec les os concaſſés :
on mettoit cuire en même temps
dans le bouillon tous les légumes
qui ſe trouvoient alors dans le
potager ; comme radis, rabidouil-
les, porreaux, choux &c ; pendant ce temps on faiſoit crever
le riz à petit feu, dans un pot
ſéparé ; & lorſqu'il étoit ſuffi-
famment crevé, on le verſoit
dans la chaudiere avec du ſel,

du piment, du laurier. Nos
payſans trouvoient cette ſoupe
excellente. D'abord, quoiqu'ils
en mangeaſſent à leur appétit, ils
craignoient de n'être pas aſſez
nourris, parce qu'ils ne ſe ſen-
toient pas l'eſtomac chargé.
Mais ils firent eux-mêmes l'obſervation que, lorſque dans les
jours maigres, ils n'uſoient que
de feves & de pois, ils avoient
l'eſtomac très-gonflé, & néanmoins ils ne pouvoient ces
jours-là ſe paſſer de ſouper ; au
lieu que les jours où on leur
donnoit le riz, ils s'alloient coucher ſans ſonger à ſouper.

Je ſuis donc perſuadé que ſi l'on
faiſoit cuire dans une chaudiere,
des choux ſalés & des racines,
de l'oignon, des échalottes, de
l'ail, &c ; & ſi après avoir fait
crever le riz à part, & à petit
feu, on le mettoit dans la chaudiere avec quelques morceaux

de viande falée, & des affaifon-
nements de peu de valeur, tels
que des feuilles de laurier, du
gingembre, de la pirette, du
piment confit au vinaigre, des
feuilles d'ache defféchées, on
feroit une très-bonne foupe
dont les équipages s'accommoderoient mieux que de celle
qu'on leur préfente ordinairement, & qu'elle feroit beaucoup
plus faine. Comme il faut quelque temps pour s'accoutumer
aux aliments extraordinaires,
& que j'ai vu des payfans qui,
dans les commencements, man-
geoient leur riz avec répugnan-
ce, mais qui en devenoient
bientôt très-friands, j'aurois l'attention de n'en donner, en com-
mençant, aux équipages que de
fois à autres ; & je rendrois
les rations de riz plus fréquentes à mefure qu'ils y pren-
droient goût. Je fuis encore

perfuadé que, quand ils s'y feroient habitués , on pourroit
fe difpenfer de porter autant
d'attention à la préparation de
ce mets. L'habitude fait que les
Bretons mangent leur bouillie,
qui nous paroît très-infipide,
avec autant de plaifir, que les
Turcs mangent leur pilau, dont
nous donnons ici la préparation.

*Maniere de préparer le Pilau des
Orientaux.*

PRENEZ une certaine mefure
de riz du Levant, par exemple
une écuellée. Lavez-le trois ou
quatre fois de fuite avec l'eau
chaude. Enfuite égoutez-le,
& le faites fécher fur un plat
qu'on mettra fur un feu doux.
Prenez enfuite environ trois
mefures & demie, c'eft-à-dire,
un peu plus de trois écuellées
de bouillon fait avec de la
viande, ou du poiffon, ou des

racines potageres. Quand ce bouillon sera bien bouillant, jettez-y le riz préparé comme il a été dit. Continuez de faire bouillir jusqu'à ce que le riz soit crevé, ce qui arrive toujours après douze ou quinze minutes au plus d'ébullition rapide, & ce qui se reconnoît par le gonflement & l'allongement des grains de riz.

Cela fait, retirez le vaisseau du feu ; jettez-y une pincée plus ou moins forte de safran en poudre fine ; couvrez très-exactement le pot de son couvercle dont vous entourerez les bords avec un rouleau de linge. Tenez encore ce pot sur un feu très-doux pendant un quart-d'heure, ou tout au plus une petite demie-heure. Alors le riz est cuit, prêt à être versé sur un plat & très-bon à manger.

Si l'on veut le rendre plus

moëlleux, on peut y ajouter, en même temps qu'on y met le safran, & à la fin de l'ébulli-tion, une petite quantité de bonne graiſſe, ou de bon beur-re, ſi le bouillon a été fait avec du poiſſon ou avec des racines.

C'eſt cette préparation de riz, que les Orientaux appellent pilau.

Le riz ainſi cuit eſt plus ſain, plus léger, & fait une excel-lente nourriture.

Ce que nous venons de dire du riz, peut avoir ſon application aux autres aliments fari-neux. J'avoue que toutes ces attentions exigent des ſoins par-ticuliers ; mais il n'y a point d'Of-ficier qui ne les prît avec plai-ſir, s'il étoit une fois perſuadé que c'eſt de ces attentions, mi-nutieuſes en apparence, que dépend la ſanté d'un équipage. Au reſte cette perfection dans l'apprêt de ces sortes de mets, dépendroit presque uniquement d'un ordre que le Cuisinier du Capitaine donneroit au Coq de l'équipage.

On ne peut rien ajouter à l'attention que la plupart des Capitaines ont de faire fournir aux malades, du pain frais, & le meilleur bouillon qu'il est possible de leur donner ; mais je suis persuadé que la nourriture dont je viens de parler seroit très-propre à rétablir leur santé. J'avoue néanmoins qu'il reste une grande difficulté à surmonter ; elle consiste à conserver les légumes & les racines que nous estimons nécessaires pour faire trouver aux équipages l'usage des farineux agréables, & qui outre cela sont reconnus pour être très-propres à prévenir les maladies scorbutiques ; nous discuterons ce point dans un moment; mais pendant que nous sommes oc- cupés à parler des aliments qui peuvent contribuer à la confer- vation de la fanté des équipa- ges, nous ne pouvons nous dif- penfer de dire quelque chofe d'une boiffon qui ne coûte pref- que rien, qu'on boit avec plai- fir quand on y eft habitué, & que M. Lind vante comme un bon anti-fcorbutique, dans l'ex- cellent Traité qu'il a donné de la maladie du fcorbut. Cette liqueur dont on fait un grand ufage en Canada, fe nomme *Epinette*; parce qu'on la fait avec une efpece de fapin (*n°. 7. ou n°. 8. du Traité des arbres & ar- buftes*), qu'on nomme Epinette : on pourroit cependant en faire de pareille avec l'Epicia, & même le Genevrier. Voici la maniere de préparer cette li- queur.

Préparation

Préparation de l'Epinette, & de plusieurs autres liqueurs potables, qu'on juge propres à conserver la santé des équipages.

POUR faire une barrique d'é-pinette, il faut avoir une chau-diere qui tienne au moins un quart de plus que cette mesure : on la remplit d'eau, & dès que l'eau commence à être chaude, on y jette un fagot de branches d'épinette rompues par mor-ceaux : ce fagot doit avoir au moins vingt & un pouces de cir-conférence auprès du lien : on entretient l'eau bouillante, juf-qu'à ce que l'écorce de l'épi-nette fe détache facilement du bois dans toute la longueur des branches.

Pendant cette cuiffon, on fait rôtir, à différentes repri-fes, un boiffeau d'avoine, dans

O

une grande poële de fer : on
fait encore griller une douzaine
de galettes de bifcuit de mer,
ou, à leur défaut, 12 à 15 livres de pain coupé par mor-
ceaux ; enfuite on jette le tout
dans la chaudiere, & on l'y tient
jufqu'à ce que l'épinette foit
parfaitement cuite.

Alors on retire de la chaudiere tout le bois d'épinette,
& on éteint le feu. L'avoine
& le pain fe précipitent au fond,
& l'on retire avec une écumoire
les feuilles d'épinette qui flot-
tent fur l'eau. Enfin on délaye
dans cette liqueur, fix pintes
de mélaffe ou gros firop de fucre, &, à fon défaut, douze
à quinze livres de fucre brut.

On entonne fur le champ
cette liqueur dans des futailles,
autant que faire fe peut, nouvellement vuides de vin rouge :
quelques-uns même y ajoutent

(163)

cinq à six pintes de vin rouge,
plutôt pour y donner de la couleur que pour en augmenter la
qualité.

Quand cette liqueur est tiede,
on délaye dedans une chopine
de levure de biere, qu'on braffe
bien fort, afin de l'incorporer
avec la liqueur ; on acheve enfuite de remplir la barrique jufqu'à la bonde, qu'on laiffe ouverte : peu de temps après elle
fermente, & jette dehors beaucoup d'ordures : à mefure qu'elle fe vuide, on la remplit avec
une partie de la même liqueur
qu'on a eu foin de conferver à
part dans un vaiffeau de bois.

Si l'on ferme le bondon au
bout de vingt-quatre heures,
ou plutôt avant que la fermentation foit entiérement appaifée,
l'épinette devient piquante comme du cidre ; mais fi on la veut
boire plus douce, il ne faut bon-

donner la futaille que quand la fermentation est appaisée, & avoir soin de la remplir deux fois par jour. Cette liqueur se conserve assez long-temps, même à la mer : on m'en a fait boire en France, qui avoit été faite en Canada. Cependant pour la mettre encore plus en état d'être conservée, on pourroit verser sur chaque barrique quelques pintes d'eau-de-vie ; & quand on manque de futailles qui aient contenu du vin, on fera bien, avant d'entonner l'épinette, de combuger les futailles avec une couple de pintes d'eau-de-vie, dans laquelle, si l'on veut, on aura fait infuser de la graine de fenouil, ou d'anis, ou de coriandre.

Nous ne proposons pas de substituer cette liqueur à la ration de vin ou d'eau-de-vie ; nous ne pensons pas non plus qu'il convienne d'en laisser boire à discrétion aux équipages, la consommation en seroit trop grande ; mais on pourroit en donner une pinte par jour à cha-que Matelot.

Si l'on avoit de l'orge germée & moulue à substituer au pain & au biscuit rôti, l'épinette en se-roit meilleure.

Il y a peu de pays où l'on ne trouve des arbres résineux pro-pres à faire cette liqueur ; savoir des Epicias, des Sapins, des Genevriers, des Pins ; mais si on ne trouvoit aucuns de ces arbres, on pourroit faire de bonne épinette avec de la té-rébenthine fine, qu'on mêleroit avec du sucre brut pour en faire un *Oleo-Saccarum* ; car c'est la seve résineuse de l'épinette, qui fait la base de cette liqueur.

La mélasse ou le sucre brut, se trouve dans presque toutes

les Colonies ; mais dans le cas où l'on craindroit de n'en pas trouver, on pourroit en embarquer.

Enfin le taffia ou l'eau-de-vie de sucre pourroit, sans aucun inconvénient, être subftitué à l'eau-de-vie de vin, pour combuger les futailles, ou pour rendre l'épinette d'une meilleure confervation.

Boiſſon acidule dont les Ruſſiens font beaucoup d'uſage.

M. Lind vante encore beaucoup une boiſſon que les Ruſſiens donnent à leurs troupes : comme elle pourroit être employée utilement pour les équipages, nous en donnons ici la compoſition.

Ajoutez une partie d'eau-de-vie à cinq parties de petite biere ; adouciſſez cette liqueur

avec un peu de miel ou de fucre, & verfez-y du vinaigre jufqu'à ce que la liqueur ait une
agréable acidité. Cette liqueur
qu'on peut regarder comme une
forte de *punch* eft très-corrobo-
rative. On lui pourroit même
donner l'agrément du punch,
fi on y mêloit de l'écorce d'O-
range & de Citron, ou feulement les épluchures de ces fruits
dont on auroit fait ufage pour
faire du punch ou de la limonade pour la table du Capitaine. Au refte il y a des Ifles
où ces fruits font fi communs,
qu'on pourroit s'en pourvoir
pour cet ufage.

Nous expliquerons ci-après
comment on peut conferver
quelque temps les Oranges &
les Citrons; mais comme au
bout d'un certain temps ces fruits
fe gâtent, & qu'on ne peut s'en
procurer dans tous les ports,

ni dans toutes les faifons de l'année ; & même comme il pourroit être incommode d'en prendre fur les vaiffeaux une affez grande quantité pour pré-venir le fcorbut & les autres maladies, M. Lind indique un moyen commode de conferver leur fuc acide fous un petit vo-lume : c'eft un fuc concentré de citron, qui differe peu de ce qu'on apelle en France *aigue-de-cedre* ou de limon.

Préparation de l'extrait de Limon.

Après avoir exprimé le jus d'une certaine quantité d'oran-ges ou de limons, on le laiffe re-pofer & on le décante ou on le filtre pour en féparer les parties les plus groffieres. On met ce fuc tiré au clair dans un vafe de faïance bien verniffé, ou dans une jatte de porcelaine, ou fi l'on

l'on veut, dans une de ces cloches de verre dont se servent
les Jardiniers.

Deux douzaines de bonnes
oranges, pesant ensemble cinq
livres quatre onces, donneront
une livre neuf onces & demie
de suc dépuré. Il faut ensuite
l'évaporer au bain-marie, jusqu'à la réduction des quatre
cinquiemes de la liqueur, de-
sorte qu'il ne restera qu'environ
cinq onces d'extrait. Et comme le volume de ces cinq onces sera à peu près égal à celui
de trois onces d'eau, on peut,
par cette méthode, renfermer
dans une bouteille de pinte,
& y conserver, pendant plusieurs
années, la partie acide de douze
douzaines de citrons ou d'oranges, avec laquelle on peut faire
de la limonade ou du punch,
qui different très-peu des mêmes liqueurs que l'on pourroit

faire avec des limons frais.
Comme l'odeur aromatique que
fournit l'huile effentielle de l'é-
corce, rend ces liqueurs agréa-
bles au goût, & que peut-être
elle leur communique quelque
vertu falutaire, on pourra mêler dans celles qu'on préparera
quelques gouttes d'huile effentielle de limons, ou quelques
zeftes de citrons frais, ou bien
encore, mettre de ces zeftes
infufer dans quelque liqueur fpi-
ritueufe, ou diftiller de l'eau-de-
vie fur ces zeftes, pour qu'elle
en foit très-chargée. En mettant une petite quantité de cet
extrait avec de l'eau & du fucre,
on aura une fort bonne limonade ; & fi l'on mêle de cet extrait avec de l'eau-de-vie aro-
matifée par les écorces de citron ou d'orange, en y ajoutant du fucre, &, fi l'on veut, du
vin blanc, on fera du punch:

cette liqueur eſt agréable &
fort ſaine ; mais les Anglois en
uſent avec trop d'excès.

On ſait que le ſirop de limon
ne ſe reſſent preſque point de
l'acidité de ce fruit, ſoit à cauſe
du ſucre qui le compoſe, ſoit
par la cuiſſon : il eſt vrai qu'on
fera ce ſirop beaucoup meilleur,
ſi l'on exprime le jus des limons
ſur du ſucre en poudre, & qu'on
le conſerve ainſi ſans le faire cuire ; mais le ſirop ainſi préparé
fermente & s'aigrit aiſément, au
lieu que l'extrait conſerve ſon
acidité ſans prendre cette aigreur déſagréable qui provient
du ſucre qui a fermenté.

Vins anti-ſcorbutiques & ſtoma-
chiques.

On feroit bien encore d'embarquer quelques barriques de
vin aromatique amer, où entre-

roit le quinquina , le genievre,
l'abſinthe , la fleur de chauſſe-
trape , l'*Enula Campana*, ou du
vin anti-ſcorbutique fait avec le
Cochlearia, le creſſon, le *Rapha-
nus ruſticanus*, le pourpier d'eau,
la fumeterre , la graine de mou-
tarde , le ſel ammoniac , &c ; car
outre que le Chirurgien pourroit
en ordonner aux malades, il ſeroit à propos d'en donner quelques verres à ceux qui ſont me-
nacés de le devenir. On peut
prévenir les fievres automnales
en prenant du quinquina dès
qu'on ſent un peu de dégoût :
il eſt preſque toujours plus facile
de prévenir les maladies, que de
les guérir , quand elles ſe ſont
une fois déclarées.

*Que le Verjus peut fournir des
boiſſons acidules.*

Le verjus dépuré & un peu
ſalé , eſt une liqueur qui ſe con-

ferve affez bien, & qui pourroit encore fournir un bon affaifon-nement ou des boiffons acidules pour l'ufage des malades. Il faudroit effayer fi l'on ne pour-roit pas parvenir à en faire un extrait, comme celui de citron.

Autre liqueur acidule.

M. Lind recommande, com-me une liqueur très-faine, un gros de crême de tartre fur une chopine d'eau-de-vie, & trois chopines d'eau. Je crois qu'il faut réduire la crême de tartre en poudre fine, afin qu'un gros puiffe fe diffoudre & fe foutenir en diffolution dans deux pintes d'eau. On pourra encore effayer fi la crême de tartre ne pourroit pas être employée comme affai-fonnement ; car il y a peu de fubftance auffi efficace pour dé-truire les levains putrides des premieres voies.

Préparations qu'on peut donner aux légumes secs, pois, feves, pour empêcher qu'ils ne soient attaquées par les insectes.

On fera bouillir de l'eau dans une grande chaudiere, & quand elle jettera de gros bouillons, on y plongera, pendant quelques instants, les légumes, pois, feves, fayols, &c, qu'on aura mis pour cet effet dans des corbeilles ; on les fera ensuite sécher. Cette petite opération qui n'humecte que la superficie des légumes, suffit pour faire périr les insectes & leurs œufs, ce qui les rend bien plus en état d'être conservés ; mais il ne faut renfermer ces légumes, que quand ils ont perdu toute l'humidité qu'ils ont pris dans l'immersion ; ce qui se fait à la vérité assez promptement, par

ce que l'eau bouillante dont
ils ont été mouillés eſt preſque réduite en vapeurs, &
qu'elle n'a pas eu le temps de
pénétrer dans l'intérieur des
graines.

*Méthode de M. Lind pour con-
ſerver des légumes frais.*

Il faut couper des porreaux
par tronçons d'un pouce de longueur ; mettre au fond d'une
barrique bien ſeche, un lit de
ſel, puis un lit de porreaux,
puis un lit fort mince de ſel,
& continuer ainſi par lits al-
ternatifs de ſel & de porreaux,
juſqu'à ce que la barrique ſoit
remplie ; après quoi on la couvre
d'une toile trempée dans une
forte ſaumure. M. Lind aſſure
que les porreaux ainſi préparés
ſe ſont conſervés pendant huit
mois, & qu'ils ſont très-bons ;

P iv

lorfque l'on veut en faire ufage, il faut, après les avoir tirés de la barrique, les faire deffaler dans plufieurs eaux.

La même expérience a été faite fur des feuilles de choux, qu'on avoit bien épluchées. M. Lind avertit qu'il faut que ces légumes foient exempts de toute humidité extérieure, quand on les met dans la barrique.

Sans doute que plufieurs autres légumes pourroient auffi fe conferver, fuivant la méthode de M. Lind. En Allemagne on conferve des choux fermentés pour en faire la Chou-croute, qui eft un mets qu'on trouve fort appétiffant, quand on y eft accoutumé. M. l'Abbé de la Caille a vu préparer de cette maniere, au Cap de Bonne-Efpérance, une grande quantité de choux, que l'on tranfportoit enfuite à Batavia, où, quoique ces choux euffent fouf-fert une traverfée de fix femai-nes, ils étoient arrivés en bon état. Je crois que des choux ainfi préparés, pourroient être utiles aux Marins : voici la méthode de les préparer, ainfi qu'elle fe pratique à Strafbourg.

Maniere de faire la Chou-croute, en Allemand, Saverkraut.

On prend des choux pom-més lorfqu'ils font dans toute leur force, & c'eft vers la S. Martin : on les met à l'air pen-dant trois ou quatre jours, afin que toute l'humidité qui s'y eft attachée s'évapore; enfuite on les coupe par petites lanieres ou tranches fines, tant pour que le fel y morde mieux, que pour pouvoir les preffer plus facile-ment, & qu'ils foient plus agréa-bles à manger. Avant de les couper, on en ôte toutes les feuilles vertes & la queue ou le pivot : on se sert, pour ôter cette queue, d'une espece de tariere, semblable à peu près à celle dont se servent les charrons.

Pour couper les choux plus aisément & plus réguliérement, on a une caisse à laquelle est attaché un couteau long & large. Cette machine approche beaucoup de celle dont on se sert pour hacher la paille que l'on donne aux chevaux : les figures 9. & 10. Planche III. en donneront une idée assez claire.

Ceux qui ne font qu'une petite provision de Chou-croute, usent d'un autre instrument pour couper les pommes de choux. C'est une espece de banc ou colombe dont les tonneliers se servent, mais dont le fer est beaucoup plus large : on passe

les pommes de choux sur le fer
de ce rabot, & les lanieres tombent par l'ouverture du fer qui
est fort grande.

On prend les lanieres, qui sont
d'autant meilleures qu'elles sont
plus minces ; on en remplit un
baril de la grandeur d'environ
un boisseau & demi de Paris ; on
y place une premiere couche de
ces choux mêlés avec une bonne poignée de sel, ensuite on
les foule le plus fort qu'il est
possible avec un pilon de bois :
quand cette premiere couche
de lanieres de choux est bien
pressée, on y en ajoute une seconde préparée & foulée comme la premiere ; ensuite une troi-
sieme couche, & ainsi de suite,
jusqu'à ce que le baril soit rempli, en observant toujours que
chaque couche de choux soit
assaisonnée de sel & pressée très-
fortement. C'est de cette façon

que le fel, qui doit conferver les choux, les pénetre parfaite-ment, & que l'air qui excite la fermentation, ne peut agir li-brement; c'eft encore pour cette même raifon qu'on préfere à tous autres, les barils où il y a eu de l'huile d'olive, parce que l'huile qui en a bouché les po-res, empêche l'air extérieur d'y pénétrer; c'eft enfin pour cela que l'on a l'attention de verfer dans le baril de l'eau bouillante avant que d'y mettre les choux, qu'on le couvre exactement, afin que les vapeurs de l'eau renflent les pores du bois; & après l'a-voir bien rincé, on retire l'eau pour y placer les choux, avec les précautions que nous venons de détailler. Quelques-uns ajou-tent aux choux des baies de ge-nievre, du raifort, de la corian-dre, foit pour en rehauffer le goût, foit dans la vue d'en rendre l'ufage plus fain.

Quand le baril eft rempli, on le couvre de feuilles de choux fur lefquelles on place un fond de bois dont les planches font exactement jointes enfemble, & qui entre aifément dans le baril. On charge ce fond avec des pierres pefantes ou quelque autre poids, afin que les choux foient preffés fortement. Il faut mettre le baril dans une cave fraîche & à couvert de la gelée.

Les choux ainfi difpofés fermentent ; & c'eft cette fermentation qui leur donne ce goût piquant & appétiffant, qui plaît tant à ceux qui font habitués à ce mets. Cette fermentation brife les vaiffeaux les plus fins qui contiennent le jus des choux. Ce jus fe raffemble au haut du baril, qui répand alors une très-mauvaife odeur.

On n'ouvre le baril qu'au bout

de quatre semaines, temps que l'expérience a démontré être sufisant pour donner à ces choux le goût aigrelet qu'on desire. Alors on retire les feuilles dont la derniere couche étoit recouverte ; on jette aussi cette derniere couche de lanieres de choux qui se trouve gâtée : on nettoie avec soin les parois du baril , & l'on enleve une écume qui surnage l'eau, pour ôter le levain qu'elle contient & qui pourroit accélérer la corruption : on nettoie de la même façon les poids qui ont servi à charger le baril & le fond qui le recouvroit, après quoi, il faut avoir soin de couvrir ces choux avec un linge, & les tenir bien pressés pendant tout le temps qu'on en fait usage pour la table.

L'eau qui surnage la derniere couche sert encore à empêcher que l'air n'agisse trop immédiatement sur les choux : s'il arrive que le jus vienne à manquer, il faut verser de l'eau fraîche pour le remplacer.

Il faut bien obferver, lorf-qu'on tire les choux, de prendre par préférence ceux du tour du baril, afin qu'il n'y ait point de place vuide dans le milieu : on exprime ces choux en les reti-rant, pour que le jus refte dans le baril. De cette façon, on pour-ra conferver la Chou-croute juf-qu'aux chaleurs du printemps, & fi l'on voit alors que l'eau qui les furnage devient bourbeufe, il faudra fouvent la changer, fuppofé que l'on veuille confer-ver plus long-temps les choux : on n'en fait cependant guere d'ufage dans cette faifon, atten-du que l'on peut avoir alors des légumes frais.

La façon la plus fimple d'ap-prêter la Chou-croute pour man-

ger, eft d'en mettre la moitié de
ce que l'on veut en faire cuire,
au fond d'un pot de terre verniffé, puis de la viande bien
graffe, & le refte des choux par
deffus; d'y verfer une fuffifante
quantité d'eau; faire bouillir le
tout à un feu modéré pendant
cinq heures; ne point remuer
ce qui eft contenu dans le pot,
mais feulement le tourner de
temps à autre.

Quelques-uns lavent les choux
dans plufieurs eaux avant de les
faire cuire, pour en diminuer
l'aigreur; mais les gourmets pré-
tendent qu'il ne faut abfolument
point les faire paffer dans l'eau,
ni les laver; car ils difent que
cela leur ôteroit ce goût aigre
qu'ils trouvent délicieux, mais
qui n'eft cependant pas celui de
tout le monde.

On peut mettre ces choux
ainfi préparés, dans le pot au
feu

feu en place de choux frais.

Il eſt bon de ſavoir que les barils remplis de Chou-croute, répandent une odeur très-forte & fort déſagréable : car ceux qui n'en ſeroient pas prévenus croiroient qu'ils ſont abſolument gâtés.

Maniere de conſerver les Haricots verds, les Artichauts & l'Oſeille.

On eſt dans l'habitude, dans pluſieurs maiſons, de conſerver pour l'hiver des haricots verds, & des herbes.

A l'égard des haricots, on les conſerve de trois façons. Selon la premiere, on les fait cuire à demi après les avoir épluchés ; enſuite on les fait ſécher en les étendant ſur des claies. Comme il eſt important de les conſerver dans un lieu ſec, & de prévenir qu'ils

Q

ne foient mangés des rats, il
faut les mettre dans des pots de
grais ou des barriques bien fermées ; lorfqu'on veut les apprêter pour manger, on les fait
revenir dans de l'eau tiede avant
de les faire cuire.

La feconde maniere eft de les
faire confire dans du vinaigre,
comme les cornichons ; & on
leur fait perdre cette acidité, en
les mettant tremper dans l'eau
tiede avant de les faire cuire.
La paffe-pierre, la crifte-marine,
les capres, & les capucines,
qui font tous de bons anti-fcorbutiques, fe confervent de même
dans le vinaigre, & peuvent fervir à affaifonner les viandes.

La troifieme méthode eft de
les faire cuire prefque comme
fi on les vouloit manger. On les
fait enfuite égoutter, & on les
conferve dans des pots de grais
avec une faumure : on couvre

le deſſus avec du beurre fondu.
Quand la couche de beurre vient
à ſe rompre, & que la ſaumure
prend le deſſus du beurre, les
haricots ſe gâtent. Il y a donc
lieu de craindre que les mouve-
ments du roulis d'un vaiſſeau,
ne rendent cette façon de conſerver les légumes très-difficile
à pratiquer en mer.

On conſerve de la même façon l'oſeille, qui par ſa grande
acidité eſt un excellent anti-
ſcorbutique ; elle a, outre cela,
un goût très-appétiſſant. Pour cet
effet, on la fait bien cuire, & on
l'aſſaiſonne comme ſi on vouloit
la ſervir : on la met enſuite dans
des pots de grais, & on la recouvre d'une couche de beurre fondu. On met ordinairement de
la poirée, dont la douceur tem-
pere l'acidité de l'oſeille ; mais
comme cette acidité eſt très-ſalutaire aux gens de mer, on

fera bien de retrancher la poirée, & de n'y point oublier le cerfeuil & la ciboule. On pourroit essayer si l'on peut conserver de même le cresson de fontaine.

A l'égard des artichauts, on les peut conserver avec une saumure, ainsi que les haricots, ou en dessécher les fonds dégarnis de leurs feuilles.

Toutes sortes de racines, comme navets, carottes, panais, radis, racines de persil, de chicorée sauvage, les pommes de terre, les topinambours, l'ail, l'échalote, la ciboule ; plusieurs fruits, comme les citrons, les oranges, & les pommes se peuvent conserver dans des barriques, avec du sable bien sec, pourvu, sur-tout, que les racines aient crû dans une terre seche : il faut couper leurs feuilles jusqu'à emporter un peu de la racine : à l'égard des oranges, citrons & pommes, ces fruits doivent avoir été cueillis un peu verds.

Quand les embarquements se font dans les saisons où le verjus de grain est commun, on pourroit essayer d'en conserver avec du sel, comme les porreaux : quelques grappes mises dans la soupe, lui donneroient une saveur agréable, & une qualité très-saine : au reste je n'ai point éprouvé si l'on pouvoit en conserver de cette façon.

Pourvu que tous ces légumes se puissent conserver pendant trois mois, ce seroit autant de gagné sur la campagne ; la consommation n'en seroit pas énorme, parce qu'on ne les emploieroit que comme assaisonnement, dans la vue d'engager les équipages à manger plus volontiers les farineux. De plus on auroit l'attention de consommer d'abord ceux qui commenceroient à s'altérer ; après quoi ceux de la meilleure conservation seroient employés.

J'ajouterai encore qu'on feroit très-bien de mettre ces légumes dans l'endroit de la cale le plus frais, le plus sec, & où l'on pourroit plus commodément & plus fréquemment renouveller l'air ; car ce seroit le moyen de les conserver beaucoup plus long-temps.

On fera encore très-bien de conserver des œufs, en les frottant d'huile où de beurre, suivant la méthode de M. de Réaumur, qui a très-bien réussi toutes les fois qu'on a pû avoir des œufs très-frais pour cette opération. Malheureusement on ne peut que très-difficilement en être certain, sur-tout quand on est obligé d'acheter ces œufs dans les marchés. Nous avons pra-

tiqué l'expérience de M. de
Réaumur ; & pour cela nous
avions recommandé à nos fermiers de nous envoyer leurs
œufs tous les deux jours, depuis la mi-août jusqu'à la mi-
septembre. Nous sommes ainsi
parvenus à avoir 150 douzaines d'œufs qui se font conservés
à merveille pendant l'hiver : on
en mangeoit à la coque, & ils
étoient aussi bons que des œufs
frais pondus. Nous allons maintenant parler des Bestiaux que
l'on est obligé d'embarquer vivants.

ARTICLE XVIII.

Des précautions qu'on doit prendre pour que les Beftiaux & les Volailles n'infectent point l'air de l'entrepont.

Nous avons déja dit que les beftiaux contribuoient à infecter l'air de l'entrepont, par leur tranfpiration, leur haleine, leurs excréments. On remédieroit à ces inconvéniens, fi l'on pouvoit les placer fur le tillac ; mais la chofe me paroît bien difficile : c'eft aux Officiers à faire fur cela des effais. Suppofé que leurs tentatives foient infructueufes, & comme il eft indifpenfable d'embarquer des animaux vivants, il nous paroîtroit convenable, pour diminuer le mal, 1°, de veiller, comme au pofte des malades, à entretenir

dans

dans les parcs une grande propreté, & de ne les laver que
quand l'humidité pourroit se
dissiper promptement ; 2°, de
placer au dessus des parcs une
écoutille, & même une ventouse pareille à celle qui est représentée dans la Planche **I**,
fig. 1, aux lettres *tt u u*, pour
laisser une libre issue aux vapeurs, & empêcher qu'elles ne
se mêlent avec l'air de l'entrepont ; 3°, de renouveller très-
fréquemment l'air, dans l'endroit où sont les parcs, par quelques-uns des moyens que nous
avons ci-devant proposés ; 4°,
de faire border avec des planches minces recouvertes de toile
à prélat, tout le pourtour des
parcs, comme on le voit en
PP, depuis le dessous du pont
qui les recouvre, jusqu'à deux
pieds du pont inférieur, afin
d'empêcher que les vapeurs ne

R

fe mêlent avec l'air de l'entrepont, & pour les obliger de fortir par la ventoufe ; car l'air nouveau entrera par la partie QQ
du parc qui ne fera point couverte de toile ; 5°. de ne point
embarquer ni cochons , ni aucuns autres beftiaux qui répandent une grande infection ; de
placer les cages à poules fur le
tillac , & veiller foigneufement
à faire nettoyer très-fréquemment ces cages , & la partie du
pont fur laquelle tombent les
excréments des volailles.

Tout ce que nous venons de
dire , doit être obfervé dans le
cours des traverfées ; mais il
faut redoubler de foins & d'attentions , quand on eft rendu
dans les ports ou dans les rades ;
nous en allons faire connoître
l'importance.

ARTICLE XIX.

Des attentions qui peuvent contri-
buer à conserver la santé des
équipages, lorsqu'on est arrivé
au lieu de la destination.

QUOIQUE les gros temps &
les brumes auxquelles on est fréquemment exposé quand on fait
campagne vers le Nord, fati-
guent les équipages ; & que le
passage d'un climat tempéré, à
celui de la Zone torride, soit
très-préjudiciable à la santé,
il arrive néanmoins assez souvent que les équipages arrivent en parfaite santé à leur destination, sur-tout quand ils par-
tent dans les saisons convenables, & lorsqu'ils n'ont pas
éprouvé des calmes de trop longue durée, ou des vents cons-
tamment contraires. Il y a lieu

de préfumer , qu'avec les précautions que nous avons détail-
lées , les traverfées feront encore plus heureufes , & que les
équipages fouffriront moins des
longs calmes & des pluies qui
furviennent fous les tropiques,
ainfi que des brumes qu'on rencontre dans le Nord.

Mais il eft très-ordinaire de
voir des équipages qui après être
arrivés fains dans les ports &
dans les rades , font néanmoins
& tout à coup attaqués de maladies très-aiguës. D'où peut
venir cet accident ? C'eft qu'en
venant toucher à des pays mal-
fains , ils y contractent les maladies propres au climat où ils
fe trouvent alors. Cette réflexion
fuffit pour en conclure ; 1°, Que
les Capitaines ne doivent féjourner que le moins qu'il eft poffible dans les rivieres & les ports
vafeux , abrités du vent , &

reconnus pour être mal-fains ?
2°, Qu'au lieu d'établir leur
mouillage dans un endroit calme
& où la mer n'eft point agitée,
il faut préférer ceux où le vent
fouffle, au rifque d'en être un
peu plus fatigué ? 3°, Qu'il faut
fe preffer de terminer fes affaires
dans les rades mal-faines, pour
fe porter dans de meilleurs
mouillages. Le favant M. Pringle penfe que les vapeurs mal-
faines de la terre, ne s'étendent
en mer qu'à une petite diftance,
ou qu'elles perdent au moins
leur pernicieufe qualité avant
d'y parvenir. 4°. Il eft fur-
tout très-avantageux, de ne pas
refter long-temps dans les rades,
mais de lever l'ancre, pour faire
de temps en temps des croifieres
qui donneront un exercice falutaire aux équipages, & qui ex-
poferont le vaiffeau au vent,
qui eft plus falubre que l'atmof-

phere qui l'environne. Comme l'air de la Zone torride est sec & sain, dit M. Lind, lorsqu'on est éloigné de la côte, & que les chaleurs excessives y sont temperées par la fraîcheur des vents, les hommes y jouissent d'une meilleure santé, que quand ils entrent dans les ports où l'on respire les vapeurs nuisibles de la terre. 5° Lorsque pour empêcher les progrès de quelque maladie contagieuse, on est obligé de mettre les malades à terre, on aura l'attention d'établir l'hôpital sur quelque lieu élevé, éloigné des marais & des eaux stagnantes. 6°. Lorsque les équipages iront à terre pour faire de l'eau & prendre des vivres, il faudra les obliger de revenir coucher à bord, autant qu'on le pourra, ou mettre à la tête du détachement un Officier qui les fasse retirer de bonne heure, sous des ten-

tes qu'on dreſſera ſur des lieux
découverts : cet Officier leur
fera diſtribuer, comme préſer-
vatif, du vin aromatique amer,
ou une certaine quantité d'eau-
de-vie de quinquina, mêlée
avec deux parties d'eau commu-
ne : ceux qui ne pourront ſe diſ-
penſer de reſter à l'air, auront
ſoin d'allumer du feu & de ſe
tenir auprès pour diſſiper les
vapeurs ; en un mot il faut prêter une ſinguliere attention à
empêcher que les matelots qui
vont à terre, ne tombent malades ; car il eſt inconteſtable que
la maladie priſe à terre, ſe communique bientôt à tout un équipage. 7°, Faire ſon poſſible pour
ſe procurer les fruits, les herbes
& les autres proviſions fraîches
qui ſeront jugées convenables
pour l'entretien de la ſanté ; &,
en général ce ſera dans les pays
chauds, toutes les ſubſtances an-

R iv

ti-fcorbutiques & anti-phlogif-
tiques. 8°, Envoyer à la pêche
des crabes, des homards, des
coquillages, du poiffon frais, &
des tortues : l'ufage des aliments
que fourniffent les animaux du
genre des cruftacés & des tefta-
cés eft très-propre à réfifter au
fcorbut, ainfi que le poiffon
frais. Feu M. le marquis de la
Galiffonniere, s'étant trouvé
dans un parage où il y avoit
beaucoup de crabes, fit faire,
avec ces cruftacés & des légumes, des rations de bifque
que les matelots mangerent
avec plaifir; c'étoit pour eux
des jours de fête, mais qui é-
toient bien avantageux à leur
fanté, fur-tout par la gaieté qui
s'entretenoit dans l'équipage.

9°. En joignant à toutes ces
attentions celles qu'on aura prifes pendant la traverfée, il n'eft
pas douteux qu'on préviendra,

en grande partie, les maladies qui font périr tant de matelots dans la Zone torride.

10°. Dans les pays froids on aura foin fur-tout que les matelots foient bien vétus ; qu'ils ne paffent pas trop fubitement de l'entrepont où l'air eft très-chaud, fur le tillac où il eft extrémement froid : on abrégera les quarts, afin que la partie de l'équipage qui eft obligée de refter fur le pont, ne foit pas tranfie de froid. En général, le régime doit être corroboratif ; & tout doit tendre à rétablir une tranfpiration interrompue. Quand un matelot fe trouve faifi du froid, M. Lind recommande qu'on fe garde de lui donner des fpiritueux, jufqu'à ce qu'il foit réchauffé à un certain point : il faut pour cela commencer par lui faire prendre quelques dé-coctions chaudes ; car on doit

réchauffer les viscéres par dé-
grés, à peu près comme on rétablit un membre gelé : il tom-
bera en mortification si on le ré-
chauffe trop promptement; & au
contraire il reprendra vie, si on
le frotte avec de la neige ou dans
de l'eau froide, jusqu'à ce que la
souplesse des chairs soit rétablie.
Il est bon que les marins n'igno-
rent pas ce fait, parce qu'il pourroit arriver, dans des campagnes
d'hiver, que quelque matelot
eut un de ses membres gelé.

11°. Les Capitaines doivent
avoir une singuliere attention à
tenir leurs équipages en mouvement, en leur procurant des
sujets d'exercices moderés ; mais
sur-tout il faut leur inspirer de la
joie & de la gaieté : il faut pour
cela imaginer des especes de fê-
tes & d'autres amusemens ; des
jeux d'exercice, tels que le palet,
la boule, les danses, &c ; car le

défœuvrement produit l'ennui ; l'ennui, la maladie du pays, qui eft encore plus dangereufe à la mer que fur terre.

Je ne parle point du traitement des maladies, cela ne convient point à mon état ; & d'ailleurs les habiles Médecins qui font à la tête des écoles de Chirurgie de la Marine, ont une attention particuliere à donner à leurs éleves les meilleurs principes de curation : je me contenterai de recommander aux Chirurgiens des vaiffeaux, furtout à ceux qui n'ont pas été élevés dans les écoles de la Marine, de lire avec attention, & très-fréquemment, les excellents ouvrages de M M. Pringle, Huxham & Lind : ils doivent fe pourvoir de ces ouvrages, & en faire le fujet de leurs méditations.

A l'égard des Officiers, ils

ne doivent efpérer de fuccès que
par l'attention continuelle qu'ils
apporteront à tous les articles
contenus dans ces mémoires :
il ne fuffira pas de remplir quelqu'un de ces objets en particulier ; il faut qu'ils effayent de
fatisfaire à tout , autant que les
circonftances & le fervice le
permettront ; mais quels efforts
ne doit-on pas faire , quand il
s'agit de conferver la fanté &
la vie aux hommes , fur-tout à
des hommes auffi précieux à
l'Etat que le font les matelots ?

EXPLICATION

Des Figures contenues dans les Planches I, II & III.

PLANCHE I.

La Figure 1 *repréſente la coupe d'un Vaiſſeau par un plan élevé perpendiculairement ſur la quille.*

ab, le premier pont.

cd, le fond de la cale.

abcd repréſente la capacité intérieure de la cale.

e, le pied du mât de miſaine.

f, le pied du grand mât.

gh, le ſecond pont.

abgh, l'entrepont.

ik, le demi-pont qui forme le gaillard d'arriere.

lm, le demi-pont qui forme le gaillard d'avant.

nn, les écoutilles du premier pont.

o o, les écoutilles du second pont.

p p, les écoutilles des gaillards d'avant & d'arriere.

q, petit fabord percé immédiatement audeffus du premier pont.

r, petit fabord percé immédiatement audeffous du second pont.

s, petit fabord qu'on fait quelquefois immédiatement audeffous du premier pont pour donner de l'air à la cale.

t t, *u u*, ventoufe qui détermine les vapeurs de la cale à fe diffiper, fans pouvoir fe répandre dans l'entrepont.

A B, manche à vent.

A C, la vergue où eft attachée cette manche.

x x, *y y*, lignes ponctuées qui indiquent le courant d'air qui fort de la manche.

B D, marque la direction qu'on

peut donner à l'air qui fort de
la manche.

E F, foufflet cylindrique, dont
on trouvera le détail dans la
Planche fuivante, *fig.* 2.

G H, foufflet centrifuge,
dont on trouvera le détail dans
la Planche fuivante, *fig.* 3 & 4.

I K, foufflet de M. Hales,
dont on trouvera auffi le détail
dans la Planche fuivante, *fig.* 5.

M N, Maniere de renouveller l'air par le moyen du feu.

PLANCHE II.

FIGURE 2. *Soufflet cylindrique.*

a c, *b d*, *e g*, *f h*, font les parties en cuir & qui fe ployent :
les parties *a b* & *e f*, ainfi que
c d & *g h*, font faites de rondelles de bois, fur lefquelles les
cuirs font cloués.

p p, grandes foupapes qui

permettent à l'air de sortir des soufflets, & qui s'opposent à l'entrée de l'air extérieur.

q q, grandes soupapes attachées aux rondelles inférieures, & qui permettent à l'air d'entrer dans la capacité des soufflets.

l m, levier qui balance sur le point d'appui, *s*, pour faire hausser & baisser alternativement les plateaux *a b* & *e f*, par le moyen des tringles *i k*.

c h, *n t*, sommier sur lequel les soufflets sont fermement attachés par les rondelles *c d*, *g h*.

r, est l'ouverture du sommier, à laquelle il y a une soupape qui permet à l'air d'entrer dans ce sommier, & qui s'oppose à la sortie de cet air : c'est à cette ouverture *r*, qu'on ajuste les tuyaux qui doivent répondre à l'endroit dont on veut pomper l'air.

Fig.

FIGURES 3 & 4.

Soufflet à moulinet vu par dehors.

a b c, boîte cylindrique faite de planches minces exactement jointes.

c a, ouverture pratiquée à ce cylindre pour y ajuster le gros tuyau *c d a*, par où l'air doit sortir.

g, arbre ou essieu sur lequel sont assemblées les 6 ou 8 aîles minces, de bois, de la *fig.* 4. *g h, g i, g k*, &c : cet arbre doit porter une lanterne qu'on ne peut appercevoir dans la *fig.* 3, à cause du montant *g* ; mais on voit une manivelle *s*, & une roue dentée *h*, qui engrene dans la lanterne du bout de l'arbre : par cet engrénage le mouvement qu'on imprime à la manivelle, *s*, est beaucoup augmenté à l'égard de l'arbre *g* ; en conféquence les aîles *g h, g i*, &c,

tournant avec beaucoup de vîteffe dans l'intérieur du tambour, elles impriment un grand
mouvement à l'air qui s'échappe
par l'effet de la force centrifuge,
& fort avec abondance par l'ouverture *d* : il y a en *t t*, aux deux
fonds du tambour, & tout près
de l'arbre, des trous par lefquels
l'air entre dans la caiffe.

FIGURES 5, 6, 7 & 8.
Soufflets de M. Hales.

AEFC, EBFD, fig. 5, re-
préfentent deux coffres qui forment l'extérieur de deux corps
de foufflets : au bout *CF* & *DF*
de chaque coffre, eft un bâti ou
affemblage de menuiferie *II, KK*,
qui porte pour chaque foufflet
quatre foupapes *GG, HH* : les
foupapes *G* permettent à l'air
de l'intérieur du foufflet de fortir; celles *H H*, permettent à
l'air extérieur d'entrer dans
les foufflets.

(211)

La *fig.* 6 repréſente la caiſſe *EBDF*, vue par le côté *DB* de la *fig.* 5. On en a ôté la planche qui ferme ce côté, pour avoir la facilité de voir le diaphragme *LM*, qui eſt attaché par des couplets à la traverſe *II*, du bâti qui forme le devant de la caiſſe ; ainſi la partie *M* du diaphragme eſt fixe en *II*, & la partie *L* ſe peut mouvoir depuis *N* juſqu'à *O*, & depuis *O* juſqu'à *N*, quand on fait hauſſer & baiſſer la tringle *PQ*, qui eſt attachée au diaphragme, comme on le voit en *A fig.* 7.

XX, fig. 8. repréſentent deux petits chaſſis garnis d'un treillis de fil de cuivre, & qui entrent à couliſſe du côté *D* & du côté *C* des ſoufflets, *figure* 5 , pour couvrir les ſoupapes *H*, & empêcher que les rats & les ſouris ne puiſſent y entrer.

SS, KK, fig. 8. indiquent un

aſſemblage de planches qui ſe place à l'endroit marqué des mêmes lettres ſur la figure 5, & déſigné par des points, & dont l'uſage eſt de recevoir l'air des 4 ſoupapes *G*, pour le porter par l'ouverture *T* dans les tuyaux qui aboutiſſent aux endroits où l'on veut renouveller l'air.

PLANCHE III. FIGURES 9 & 10.

Machine pour couper les choux par petites lanieres, pour faire la Chou-croûte.

A B C D, caiſſe dans laquelle on met les têtes de choux pommés.

E F G, les trois pieds de menuiſerie qui ſoutiennent la caiſſe.

H I, arc qui eſt attaché par le bout *H*, avec un tourillon qui traverſe une grande mortaiſe : le bout *I* eſt mobile, & eſt attaché par un clou rivé à l'extrémité *I* du couteau *IK.*

On voit en *L* une corde qui sert à soutenir le couteau, lorsqu'on ne s'en sert pas.

M, est un bâton de bois de brin qui fait ressort : comme il est attaché par son extrémité à l'arc *HI,* par une corde *N,* son usage est d'aider à relever le couteau.

PP , &c. planches clouées sur les pieds de devant, *FG,* pour retenir les tranches de choux, & empêcher qu'elles ne tombent audessous de la machine.

O , pommes de choux.

Il est évident, qu'en saisissant d'une main le manche *K ,* du couteau , & en avançant de l'autre les pommes de choux vers le devant de la caisse, on les coupera par tranches fort minces, & d'autant plus min-ces qu'on se sera habitué au maniement de cette machine.

Quelques particuliers qui ne veulent pas faire les frais d'une pareille machine, coupent les choux en les paſſant ſur une co-lombe ou banc aſſez ſemblable à celui des Tonneliers, mais plus grande, & dont l'ouverture a aſſez d'étendue pour que les tranches de choux puiſſent tom-ber au deſſous.

ARTICLE XX.

Moyens avantageux de procurer un renouvellement d'air dans les salles qui renferment un grand nombre de malades; sur-tout quand les maladies portent un caractere de contagion.

QUOIQUE notre but dans cet ouvrage soit uniquement de traiter de ce qui peut conserver la santé des Navigateurs, il ne sera pas hors de propos de dire quelque chose des Hôpitaux établis à terre, d'autant que ce qui convient à l'un de ces objets, a une application très-directe à l'autre. C'est par ce motif, qu'en 1748 j'ai proposé à l'Académie Royale des Sciences quelques idées qui conviennent également aux Hôpitaux de terre, & aux équipages des vaisseaux.

Dans ce Mémoire, qui eſt fort abrégé, j'ai eſſayé de faire connoître combien il eſt important à la ſanté des hommes & à celle des animaux, que l'air qu'ils reſpirent, ou dans lequel ils vivent, ſoit exempt d'aucun mêlange de matieres nuiſibles. Cette condition importante pour les perſonnes robuſtes, & qui jouiſſent d'une bonne ſanté, eſt abſolument néceſſaire pour ceux que quelque maladie auroit affoiblis & rendus par conſéquent plus ſuſceptibles des impreſſions qui peuvent agir ſur leurs corps.

On voit communément des perſonnes en ſanté, mais d'une complexion délicate, tomber en foibleſſe dans la chambre d'un malade.

Il ſemble qu'on en devroit conclure que tout homme qui eſt déja affoibli par quelque maladie, doit ſe ſentir extrêmement

fatigué,

fatigué, lorsqu'il eſt obligé d'habiter & de reſpirer un air corrompu, qui eſt ſi pernicieux aux
perſonnes ſaines ; mais le préjugé nous occupe au point de
nous empêcher de tirer une conſéquence auſſi ſimple & auſſi ju-
ſte d'une obſervation ſi familie-
re. Il arrive encore tous les
jours que , contre l'avis des
Médecins , ceux qui aſſiſtent les
malades , croyent ne pouvoir
rien faire de mieux, que d'é-
chauffer prodigieuſement leurs
chambres , & d'empêcher l'air
d'y entrer. Je conviens que dans
pluſieurs maladies il eſt important de garantir les malades
du contact immédiat d'un air
trop froid ; mais ſi l'on fait attention à ce que nous avons dit
plus haut , ſur les différentes
cauſes qui peuvent altérer la
ſalubrité de l'air , & convertir
un fluide ſi néceſſaire à la vie,

T

en un poifon capable de produire des maladies mortelles., on
appercevra qu'il eft à propos
foit pour les malades , foit
pour ceux qui les foignent ,
de prévenir cette corruption,
ou au moins de procurer une
iffue à l'air qu'on n'a pu empêcher de fe corrompre. Ce feroit
donc fur ce principe que tous
les Hôpitaux devroient être
conftruits. Néanmoins, en vifi-
tant l'Hôtel-Dieu de Paris, je
n'ai point reconnu que ceux
qui ont projetté ces utiles Bâtiments, ayent connu que l'air
infecté eft plus leger que l'air
fain, & que l'on pouvoit facilement profiter de cette pro-
priété , pour purifier l'air des
falles qu'ils conftruifoïent.

La difpofition des lieux a
quelquefois forcé les Architectes à tenir le plafond des falles
des Hôpitaux fort élevé , & à

tirer les jours d'en haut par des croifées en lunette ; alors , comme les croifées fe trou-voient placées dans le lieu le plus élevé , & où fe portent naturellement les vapeurs pu-trides , l'air de ces falles fe trouve affez fain ; & c'eft ce qu'on peut remarquer dans quelques falles de l'Hôtel-Dieu de Paris.

Dans celui de Lyon , il y a quatre grandes falles qui abou-tiffent à un centre commun , où l'on a placé un Autel , au deffus duquel on a élevé un dôme. Ce dôme , qui probable-ment n'a été fait que pour la décoration de ce bel Edifice , produit un effet admirable pour diffiper les vapeurs infectes de ces falles. Les vapeurs s'éle-vent par leur légéreté , pre-nant leur courant par l'intérieur du dôme , & elles s'échappent

par les croisées qu'on a soin
d'ouvrir de temps en temps.

Mais quand on examine en
détail l'établiffement de la plû-
part des Hôpitaux , on n'apperçoit point que le deffein des
Architectes ait été de procurer
le renouvellement d'air , que
nous jugeons devoir être fi néceffaire à la fanté.

On eft confirmé dans cette
penfée, quand on fait attention,
que dans prefque toutes les
falles des Hôpitaux, les croifées
font placées immédiatement au
deffus des lits des malades, &
beaucoup au-deffous du plafond.
L'air nouveau qui s'introduit
dans ces falles , quand on en
ouvre les croifées , porte immédiatement fur les lits des
malades, & doit les incommo-
der ; & l'air infecté refte en
forme d'un nuage fufpendu au
haut du plancher , parce qu'il

ne peut, à cause de sa légéreté, descendre assez bas pour pouvoir sortir par des croisées aussi mal placées.

On voit bien que l'intention des Architectes a été d'établir les croisées à une hauteur qui pût être commode pour les ouvrir & les fermer, en montant sur les chaises qui sont entre les lits des malades ; mais en procurant cette commodité, ils se sont privés du plus grand avantage que l'on peut tirer des croisées, qui est de faciliter la dissipation des vapeurs pernicieuses.

Messieurs les Médecins de l'Hôtel-Dieu de Paris, ayant représenté à Messieurs les Administrateurs, qu'il seroit très-nécessaire de renouveller l'air dans quelques salles, où il étoit plus infecté qu'ailleurs ; & Messieurs les Administrateurs

ayant connoiſſance du Mémoire que j'avois donné en 1748
à l'Académie , ils m'inviterent à me tranſporter à l'Hôtel-Dieu, pour examiner avec
quelques-uns d'entr'eux & les
Médecins , comment on pourroit établir, dans la ſalle de ſaint
Landry où ſont placés les ſcorbutiques , des ventouſes pareilles à celles que j'ai propoſées.
On peut juger avec quel plaiſir
je me ſuis porté à ſeconder le
zele de ces eſtimables citoyens ,
qui conſacrent ſi généreuſement
leur temps au ſoulagement des
malades , & qui ſacrifient leurs
propres affaires à l'adminiſtration
de celles des pauvres. Feu M.
le Préſident Vigneron , dont le
zele ſera à jamais recommandable dans cet Hôpital , ſe
trouva à cette conférence. M.
Ducret, Architecte, & qui eſt
chargé de l'inſpection des bâ

timents de l'administration, y fut
appellé, & il apporta les plans
nécessaires pour projetter les
ventouses que l'on vouloit établir dans cette salle.

Cette salle a quarante toises
de longueur : sa largeur est de
trente-trois pieds: son élévation
entre les deux planchers n'est
que de douze pieds. Elle contient cent-vingt-trois lits sur
quatre rangées : quatre-vingt-
trois de ces lits ont six pieds
de largeur , & les quarante
autres n'en ont que trois. Ils
peuvent contenir trois cents
& même jusqu'à quatre cents
malades. Comme cette salle
est placée dans la partie élevée du bâtiment , & qu'elle
n'a au dessus d'elle qu'un grenier , qui sert quelquefois à
sécher le linge, la construction
des ventouses devenoit très-
aisée. Il fut donc convenu

T iv

qu'on y en feroit deux ; qu'on les placeroit chacune environ au tiers de la longueur totale de cette falle. Pour cet effet M. Ducret fit faire au plafond deux ouvertures, dont l'une eft de 12 pieds de longueur fur neuf de largeur. Il forma, avec des languettes de plâtre, un tuyau en pyramide qui furmonte le faitage de trois pieds, & dont l'ouverture, à fon extrémité fupérieure, a fix pieds de longueur fur deux pieds & demi de largeur. Le deffus de cette ventoufe eft couvert d'une calotte de plomb, portée fur un chaffis de fer faillant de tous les côtés de 18 pouces d'après le pourtour extérieur, & élevé de 9 pouces audeffus de la maçonnerie : elle empêche que l'eau des pluies ne tombe dans cette efpece de cheminée, &

elle laisse un passage libre aux vapeurs.

La seconde ventouse a 9 pieds de long sur 6 pieds de largeur dans le bas, & se ferme à 6 pieds sur deux. Immédiatement audessus du plafond de cette salle, on a établi un petit poële qu'on allume par le grenier, & dont le tuyau parcourt intérieurement toute la hauteur de la ventouse. J'ai monté au-dessus du toît, & me suis placé à l'ouverture de cette ventouse : j'y ai senti, ainsi que les ouvriers qui y travailloient, un courant d'air rapide qui avoit une très-mauvaise odeur. L'effet de ces ventouses n'est donc pas douteux ; néanmoins, elles ne suffisent pas pour tarir la source des vapeurs qui s'échappent continuellement par la transpiration des malades, de leurs plaies & de leurs excréments ; car la mauvaiſe odeur n'eſt point entiérement diſſi-pée, elle n'eſt que diminuée.

M. le Préſident Vigneron m'engagea encore à aller voir l'Hôpital des Incurables , où, malgré ſes grandes infirmités, il voulut ſe trouver : j'allai quel-ques jours après viſiter les bâ-timents de l'Hôpital de Saint Louis , ſeul avec M. Ducret.

A l'égard de l'Hôpital des Incurables, comme il eſt occupé, pour la plus grande partie, par des gens, infirmes à la vérité, mais qui peuvent ſuffir par eux-mêmes à s'entretenir dans un état de propreté, il eſt évi-dent que l'infection de l'air ne doit pas y être auſſi grande que dans des ſalles preſque toujours remplies d'un trop grand nombre de malades, & qui ne peuvent ſe procurer eux-mêmes aucun ſe-cours ; néanmoins, en traverſant une gallerie qui eſt établie à la moitié de la hauteur des ſalles , nous remarquâmes tous , qu'on y ſentoit une odeur beaucoup plus déſagréable que dans le bas de ces mêmes ſalles ; ce qui fournit une preuve ſenſible de la légéreté des vapeurs qui corrompent l'air. Au reſte je n'apperçus pas que dans cet Hôpital , qui eſt aſſez bien entendu , on ait eu deſſein d'employer aucun moyen pour y renouveller l'air. Il n'en eſt pas de même de l'Hôpital Saint-Louis, qui , comme l'on ſait, eſt uniquement deſtiné pour les maladies contagieuſes.

Cet Hôpital a été bâti par ordre d'Henri IV. Il auroit dû ſervir de modele pour tous ceux qu'on a conſtruits depuis ce temps. Plus on examine en détail ce beau bâtiment, plus on reconnoît l'étendue du gé-

nié de celui qui l'a projetté : *
on n'y trouve rien à defirer.

Il eft fitué fur un lieu élevé
& fec, où l'air ne peut manquer d'être fain.

Il eft environné de bonnes
clôtures qui empêchent la
communication des gens du
dehors avec l'intérieur de
l'Hôpital ; ce qui eft fur-tout
bien néceffaire dans un lieu deftiné aux maladies contagieufes,
afin que les perfonnes en fanté

* Claude Chaftillon, natif de Châlons-fur-
Marne, & qui prenoit la qualité d'Ingenieur
& Topographe du Roi, a fourni le deffein
de cet Hôpital, qui a été conftruit par Claude
de Ville-Faux, Voyer de Saint Germain-des-
Prez. La premiere pierre de ce bâtiment fut
pofée à la Chapelle le 13 Juillet 1607. Il
fut queftion alors de trouver deux millions
pour la dépenfe de cette entreprife : Henri
IV fournit une partie des fonds ; la charité
des Bourgeois de Paris acheva le refte, &
l'ouvrage fut pourfuivi avec beaucoup de
vivacité jufqu'à la mort de ce Roi. Louis XIII,
par fes bienfaits, mit l'Architecte en état de
donner l'entiere perfection à ce bâtiment,
qui n'étoit pas encore achevé à la mort de
fon Prédéceffeur.

ne puiſſent prendre dans cet Hôpital un germe de contagion qu'ils porteroient imprudemment dans leurs familles.

On y voit des logements détachés pour les Officiers de la Maiſon, mais éloignés des ſalles des malades, & placés en bon air, afin qu'ils puiſſent faire leur ſervice, ſans courir riſque de contracter la maladie.

Il y a encore d'autres bâtiments iſolés, où l'on a pratiqué toutes les commodités eſſentielles pour certains malades, qui par leur condition ne doivent pas être confondus avec les pauvres.

Les Religieuſes & les Servantes, ainſi que les Eccléſiaſtiques qui ſe conſacrent au ſervice de cet Hôpital, & les Chirurgiens, doivent par conſéquent être fréquemment dans les salles des malades ; mais pour conserver, autant qu'il est possible, la santé & la vie de ces charitables personnes, on leur a formé des logements séparés qui communiquent avec les salles par des galleries couvertes, mais formées par de grandes arcades que l'air traverse de toute part ; moyennant quoi, & aussitôt que les personnes employées auprès des malades sortent des salles, elles se trouvent environnées d'un air pur & exempt de toute contagion.

Les salles établies sur des voûtes sont seches & saines, & elles ont à leur portée des offices très-commodes. On a ménagé, à la porte des cuisines & de la boulangerie, un tour assez vaste, où l'on apporte le pain, le vin, le bouillon & les autres aliments nécessaires aux malades , afin d'éviter , autant qu'il eft poffible , que ceux qui font employés au fervice exté-rieur de cet Hôpital ne foient furpris de la contagion fans ne-ceffité.

Quoique le terrein foit élevé, ce qui eft important pour la falubrité de l'air, l'eau n'y man-que pas ; elle eft conduite de Belleville , dans un beau & grand réfervoir, qui la diftribue dans tous les endroits où elle peut être utile, & qui en four-nit à de beaux lavoirs qu'on peut vuider en un inftant, & qu'on peut remplir auffi promp-tement. De plus , pour ne point manquer d'eau dans le cas où les fources n'en pourroient pas donner affez abondamment , on a conftruit un beau puits avec quatre corps de pompe , qui peuvent en fournir beau-coup. M. Ducret a fait conf-

truire en cet endroit un petit
escalier qui est fait avec beaucoup d'intelligence, & qui
mérite l'attention des connois-
seurs.

Je ne m'arrêterai point à dé-
crire les jardins fruitiers &
potagers, qui sont également
utiles & agréables ; mais on a
poussé l'attention jusqu'à y faire
un grand jardin destiné à élever
& cultiver les plantes les plus
usuelles, & en d'autres endroits
des quinconces d'arbres pour
procurer des promenades aux
convalescents.

Je reviens aux salles de cet
Hôpital, pour faire remarquer
que l'Architecte, qui connois-
soit très-bien l'effet & le cours
des vapeurs, y a pratiqué tout
ce que nous avons proposé,
soit pour renouveller l'air des
salles, soit pour dissiper la mau-
vaise odeur des latrines. Les
croisées

croisées de ces salles ; loin d'être placées au dessus des lits des malades , remontent dans le toît en forme de lunette.

Au milieu de chaque corps de bâtiment , & par conséquent de chaque salle , il y a un grand vestibule très-commode pour le service : le plafond de ce vesti- bule ouvert dans son milieu , communique à une lanterne qui forme en dehors une décoration agréable , mais qui fournit au-dedans une excellente ventouse par laquelle les vapeurs de la salle peuvent se dissiper. Plus on prête d'attention à la cons- truction des croisées , & à celle des pavillons du milieu des sal- les , plus on se persuade que le but de l'Architecte étoit de purifier l'air de ces salles ; mais ce qui ne permet pas de douter que cet excellent Artiste con- noissoit parfaitement la légéreté

V.

des vapeurs infectes, par com-
paraifon au poids de l'air fain,
c'eft la précaution qu'il a eue
de pratiquer à toutes les latrines de cette Maifon de très-
grandes ventoufes qui s'élevent au deffus du toît.

L'attention de placer les latrines hors des falles, & néanmoins à leur portée ; celle d'é-
loigner les fieges des murs ,
pour éviter que les matieres
ne pénetrent la maçonnerie, ne
la dégradent & ne l'infectent ; en
un mot , toutes les parties de
ce bel établiffement annoncent
l'étendue du génie de fon au-
teur. La fimplicité de l'Architecture montre qu'il ne s'eft
point propofé de faire un bâtiment de décoration , mais
un lieu où l'on devoit mettre
des malades , & où il falloit pratiquer tout ce qui pouvoit leur
être utile, ainfi qu'à ceux qui

devoient être chargés de les soigner.

L'extrême satisfaction que j'ai eue en examinant chacune des parties de cet Hôpital, m'a fait naître le desir d'attirer sur lui l'attention du Public, & en particulier des Architectes qui pourroient se trouver chargés par la suite de construire des Hôpitaux. Car je ne sache pas qu'on ait donné dans aucun ouvrage le détail des bâtiments qui dépendent de l'Hôpital S. Louis ; & il me paroît que les éloges de ceux qui en ont parlé, tombent particuliérement sur l'humanité & la prévoyance du grand Roi qui a voulu, qu'à portée de sa Capitale, il y eût un détachement de l'Hôtel-Dieu de Paris , uniquement destiné à recevoir les malades attaqués de maladies contagieu-ses. M. Ducret a eu la complaisance de me procurer les plans & profils de cet Hôpital: je les donne ici, & j'espere, que si l'on suit avec attention l'explication de chaque figure, on sera encore plus persuadé de la justice des éloges que j'ai donnés à l'Architecte qui a formé ce beau projet. J'ai vu avec grand plaisir que, depuis quelques années, Messieurs les Administrateurs de l'Hôtel-Dieu de Paris font de très-grandes réparations aux bâtiments de cet Hôpital qui commençoit à en avoir besoin. *

* La trop grande précipitation avec laquelle cet Hôpital avoit été construit en premier lieu, occasionna quelques années après une dépense de plus de 200 mille livres en réparations; & vers l'an 1640, il fut encore nécessaire d'en faire pour 30 à 40 mille livres.

Les faits de cette note & de la note de la page 228, sont tirés d'un écrit imprimé en 1641, en feuille volante, qui accompagnoit alors une représentation à vue d'oiseau de cet Hôpital, gravée sur les desseins de Chastillon.

Explication de la Planche IV.

Plan de l'Hôpital S. Louis.

1, Entrée principale, dite le Pavillon Royal ; avec des logemens pour les Portiers & les Officiers.

2, Grande cour plantée d'arbres en quinconce.

3, Quatre pavillons qui forment de petits logemens particuliers, éloignés du mauvais air, & qui étoient fans doute deftinés à loger des Officiers employés à la fûreté extérieure de la maifon.

4, Quatre jardins plantés de légumes.

5, Deux bâtimens en équerre, où fe trouvent plufieurs logemens commodes, & qui font deftinés pour des malades de diftinction attaqués de maladie contagieufe.

6, Autre bâtiment en équerre
servant de logement aux Ecclé-
siaftiques & aux Chirurgiens.

7, Autre bâtiment en équerre, pour loger les Religieuses
qui deffervent cet Hôpital.

8. *Nota*, que ces bâtiments font
ifolés, & qu'ils ne peuvent reffentir le
mauvais air : ils communiquent avec
les falles, foit du rez-de-chauffée, foit
du premier étage, par les deux galleries marquées 8.

9, Deux pavillons dans lefquels font pratiquées des portes
latérales & des logements.

10, Deux lavoirs qui tirent
leurs eaux de Belleville : le réfervoir général n'eft point marqué fur le plan.

11, Chapelle dont l'entrée
eft à l'extérieur du bâtiment
pour l'ufage du public & des
perfonnes attachées à l'Hôpital.

12, Jardin pour les plantes
ufuelles.

13 , Verger.

14. *Nota*, que les murailles de ces deux Jardins forment une double enceinte à cet Hôpital, & que les personnes du dehors qui viennent à la Chapelle par la porte 14, ne peuvent avoir d'entrée par-là dans l'Hôpital.

15 , Les cuisines.

16 , La boulangerie.

17. *Nota* , que ces deux offices communiquent aux salles par la gallerie 17 formée d'arcades, ainsi que les galleries 8.

18 , Deux petits pavillons destinés pour les logements des boulangers & des cuisiniers.

19 & 20, Quatre grands corps de bâtiments terminés aux angles, 19 & 20, par des pavillons qui font avant-corps, & interrompus au milieu, 21, par quatre autres pavillons dont le toît est en forme de lanterne.

19, 19 & 21, 21 , Plan du rez-de-chaussée.

20, 20 & 21, 21, Plan du premier étage.

La partie du rez-de-chauffée 19, 19, eſt voûtée à voûte d'arête, ſoutenue dans le milieu par des piliers de pierre qui forment deux nefs.

Nota. Que le rez-de-chauffée ne paroît pas avoir été deſtiné à recevoir des malades, étant bas & humide : il ſemble plutôt que l'intention a été d'en former des celliers pour y placer le bois à brûler & le charbon.

21, Eſcaliers ou degrés extérieurs & doubles pour monter aux ſalles placées au premier étage : ces eſcaliers répondent à un perron commun, & ſont couverts d'un toît rempant. Sous ces eſcaliers ſont des paſſages voûtés, 22, pour la communication des cours.

La partie 20 & 21 repréſente, comme nous l'avons dit, le premier étage, qui conſiſte en quatre

tre grandes falles plafonnées en voûte , dans lefquelles il y a deux rangs de lits. Chaque falle eft terminée par une grande cheminée qui eft au fond des pavillons. Ces cheminées étoient apparemment deftinées à faire un réchauffoir ; mais comme il y a des offices qui peuvent fervir à cet ufage , on les a mafqué par des autels. Si l'on abattoit le manteau de ces cheminées jufqu'au niveau du plafond, & fi on laiffoit les tuyaux ouverts , en y établiffant un poële dont le tuyau enfileroit celui de ces cheminées , on fe procureroit des ventoufes qui concourroient avec celles dont nous allons parler, pour renouveller l'air des falles.

23 , Efcaliers doubles & intérieurs qui ne s'élevent que jufqu'au premier étage , comme on le voit en 24 : il y a entre

ces escaliers un passage 23, semblable à ceux cotés 22, dont l'usage est de communiquer de la cour intérieure aux cours extérieures.

25, Latrines pratiquées dans les angles du bâtiment : nous les décrirons plus en détail dans la Planche V.

26, Huit petits pavillons attachés aux salles, dans chacun desquels il y a une cheminée : ils forment des offices.

27, Grande cour intérieure, dite la Cour Royale.

28, Bassin rempli d'eau.

Explication de la Planche V.

FIGURE 1.

1, Pavillon Royal où doit être la principale entrée.

2, Premiere cour qui enveloppe toutes les salles, & qui

forme une enceinte générale.

3, Un des Pavillons détachés.

5, Un des corps de logis en équerre pour les malades de diſtinction.

6, Toît du logement des Prêtres & des Chirurgiens : on l'apperçoit derriere la gallerie 17.

11, La Chapelle, dont l'Architecture eſt ſimple & noble.

14, Porte par laquelle le Public peut entrer dans la Chapelle.

16, Bâtiment de la boulangerie.

17, Gallerie couverte & qui communique des cuiſines & de la boulangerie aux ſalles : elle ſe projette ſur le logement des Chirurgiens.

18, Tour pour la diſtribution de la nourriture & des médicaments pour les malades.

Nota, Que comme cet Hôpital eſt deſtiné pour les maladies contagieuſes, on évite par le moyen de ce tour , la communication des gens employés au service extérieur , avec ceux qui font deftinés pour le fervice intérieur.

19 & 20 , Elévation du bâtiment des falles avec les pavillons qui les terminent.

Nota , Que les coupes & élévations repréfentées fur cette Planche V , font prifes depuis le numéro 14 de la Planche IV jufqu'au numéro 28 , & depuis le numéro 22 jufqu'au numéro 19 ; de forte que, malgré ces inflexions, on apperçoit tous les objets depuis le numéro 1 jufqu'au numéro 14.

a & *b c* , Pavillons à lanterne placés au milieu de chaque corps de bâtiment des falles.

a , Coupe d'un de ces pavillons , faite fuivant une ligne perpendiculaire à la longueur des falles.

b , repréfente l'extérieur d'un de ces pavillons.

c , Coupe de ce même pavillon dans le même fens que la

(245)

longueur des falles.

Nota, Que ces pavillons, qui d'a-
bord ne paroiffent faits que pour la
décoration, font d'une grande utilité
pour renouveller l'air des falles ; car
comme les plafonds de ces pavillons,
qui forment des efpeces de veftibules,
font plus élevés que le plafond des
falles, l'air infecté qui eft plus léger
que l'air fain, s'y porte naturellement ;
& comme il y a une grande ouverture
qui fe prolonge jufqu'au haut de la
lanterne, cet air mal fain peut fe diffiper fans aucun obftacle. Quand on
examine tous les détails de la conftruction de ces pavillons, on reconnoît
que l'Architecte a eu en vue de procurer cette iffue aux vapeurs.

d, d, Vue extérieure du côté
de la cour d'un des bâtiments
des falles, où l'on voit les petites croifées qui éclairent le
deffous des voûtes du rez-de-
chauffée & au deffus les grandes
croifées qui donnent dans les
falles du premier étage : il faut
remarquer que non-feulement

ces croifées font placées fort
haut, mais qu'elles s'élevent en
lunette dans le toît, ce qui fait
qu'elles font autant de ventoufes qui fervent à la falubrité de
l'air de ces falles. On apperçoit
encore les latrines 25, & les
offices 26, qui font attachées
à ce bâtiment; ainfi que la moitié de l'efcalier extérieur 21.

e, Repréfente un pareil bâtiment coupé fuivant fa longueur
pour faire voir l'intérieur des
falles, & le paffage 22 qui fert
à la communication des cours.

Explication de la FIGURE 2.

Cette Figure eft deftinée à
donner l'intelligence des latrines, qui méritent une attention
particuliere : elle fert encore à
faire voir la fondation des murs
des bâtiments contre lefquels
font appuyées ces latrines.

(247)

A, un des pavillons des an-
gles de la cour royale.
B, *B*, les salles.
C, la fosse.

La FIGURE 3 représente le
rez-de-chaussée.
A, le pavillon.
B, *B*, les salles.
C, *C*, latrines.
D, *D*, sieges des latrines.
E, *E*, les ventoufes des latri-
nes.

La FIGURE 4 représente le
premier étage.
A, le pavillon.
B, *B*, les salles.
C, *C*, les latrines.
D, *D*, les sieges des latrines.
E, *E*, ventoufes des latrines.

FIGURE 5, *Coupe & élé-
vation de cette même partie de
bâtiment.*

A, le pavillon.

B, portion du bâtiment des falles.

C, *C*, *C*, foffe des latrines ; leurs cabinets au rez-de-chauffée & au premier étage.

D, *D*, fieges de ces latrines.

E, ventoufe de ces latrines.

F, iffue pour la ventoufe.

On met affez fréquemment des ventoufes aux latrines, dans la vue de diminuer la mauvaife odeur ; mais elles font prefque toujours inutiles , parce qu'on les fait trop petites. Ici l'on **a** évité ce défaut , puifqu'elles s'étendent de toute la largeur de la foffe, & qu'on leur a donné une profondeur affez confidérable, comme on peut le voir fur les plans.

F I N.

TABLE
DES ARTICLES
Contenus dans ce Volume.

V

Fin de la Table.

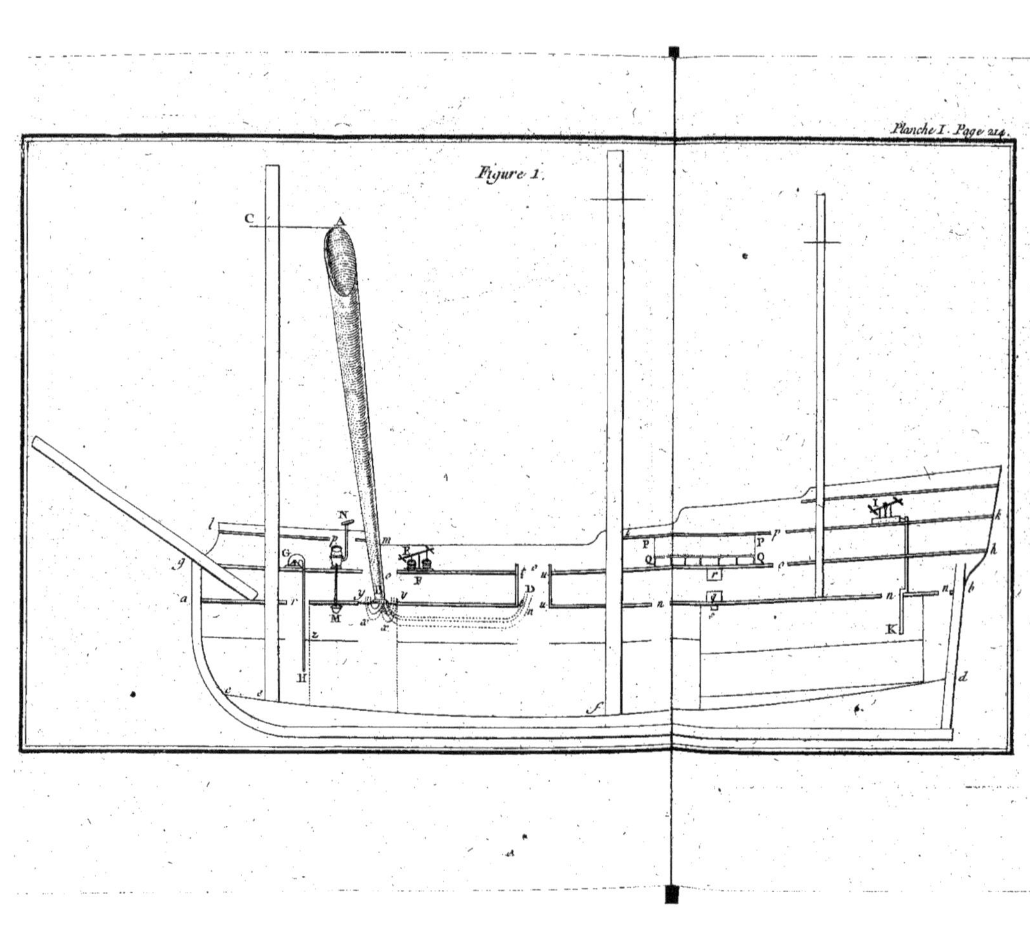

Figure 1.

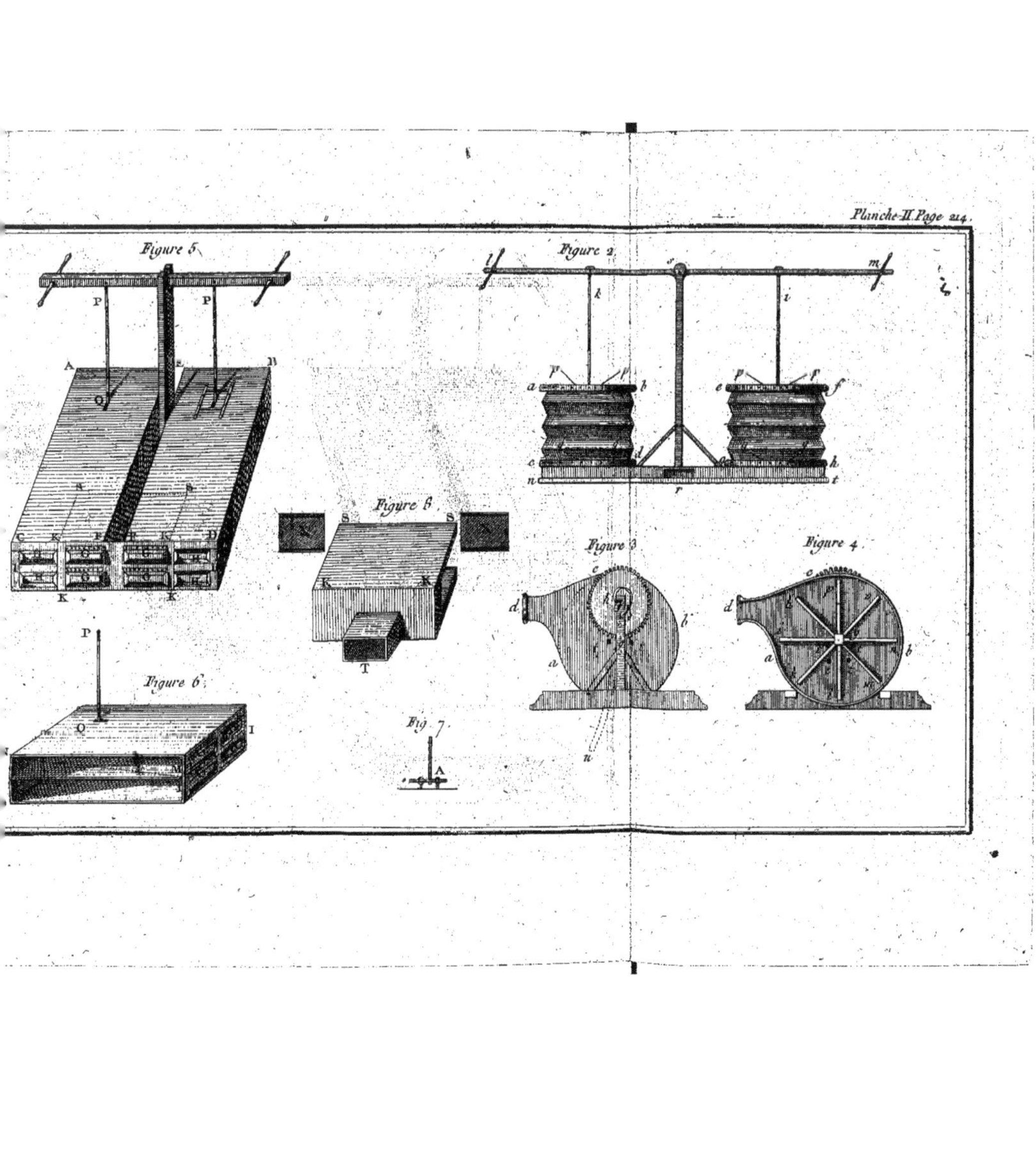
Figure 5
Figure 2
Figure 8
Figure 3
Figure 4
Figure 6
Fig. 7

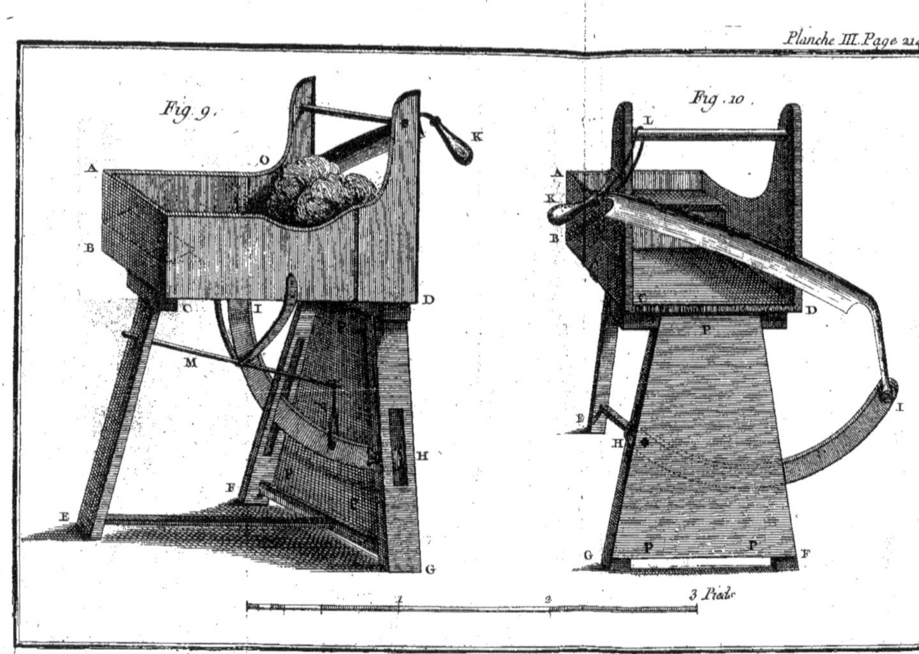
Fig. 9.
Fig. 10.
3 Pieds.

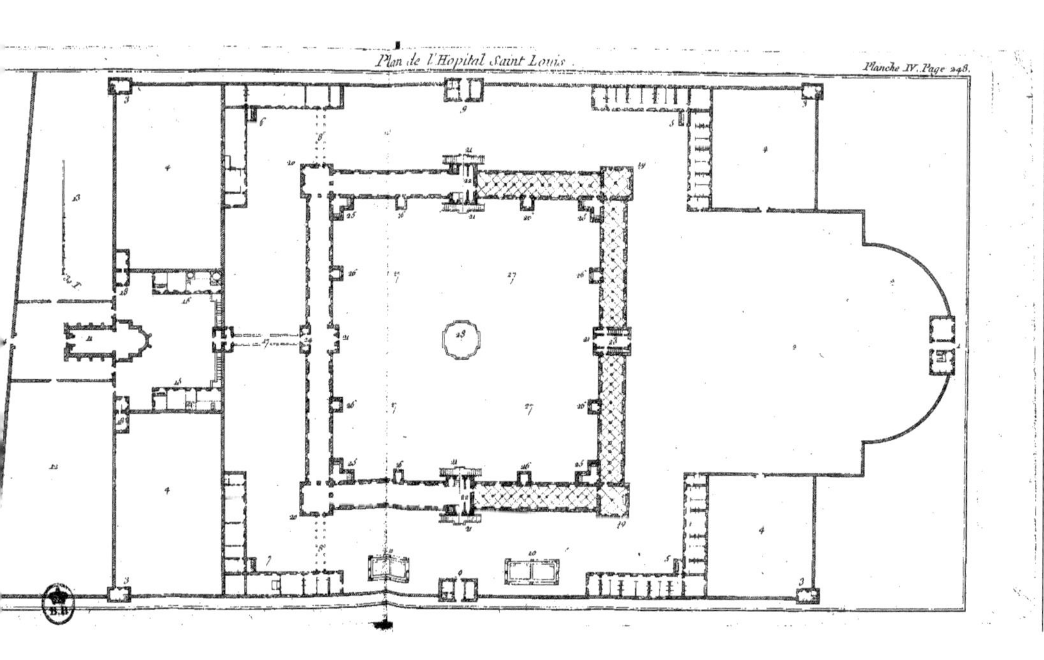

Plan de l'Hopital Saint Louis.
Planche IV. Page 248.

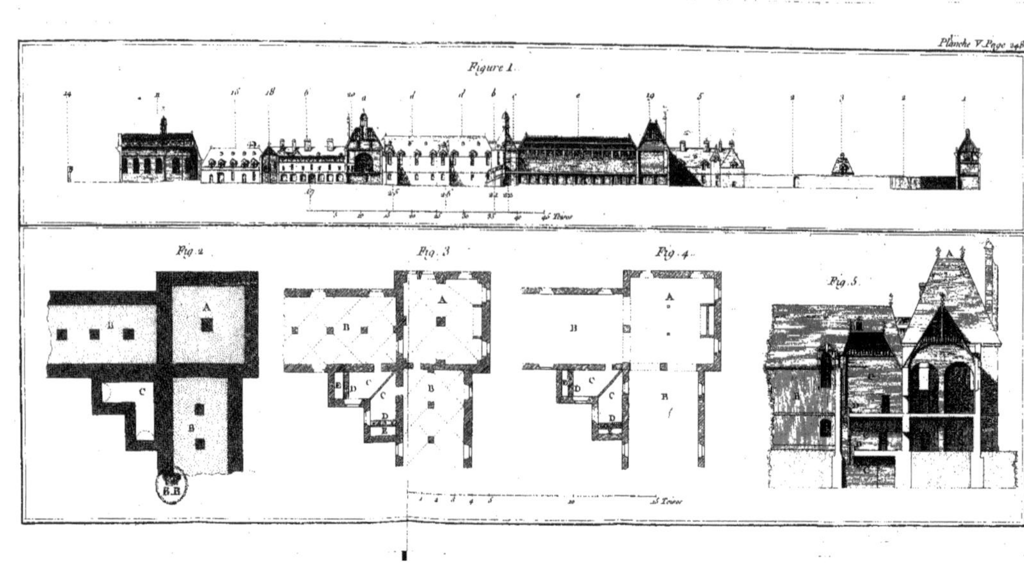

Planche V. Page 248
Figure 1.
Fig. 2.
Fig. 3.
Fig. 4.
Fig. 5.